ナースが知っておく

循環器

疾患・検査・薬・管理

これだけ

ガイド

Gakken

著者紹介

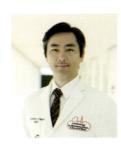

明石嘉浩
AKASHI YOSHIHIRO

聖マリアンナ医科大学 循環器内科 教授

1996年3月 聖マリアンナ医科大学医学部卒業
2002年3月 聖マリアンナ医科大学大学院修了，医学博士取得
2005年4月 ドイツ ベルリン大学心臓血管研究センター留学
2008年12月 聖マリアンナ医科大学内科学（循環器内科）講師
2010年10月 同准教授を経て，2013年4月より現職

編集担当：向井直人，本間明子，早川恵里奈
カバー・表紙デザイン：野村里香
本文デザイン・DTP：児島明美
本文イラスト：莉芙

●本書は，『月刊ナーシング』2015年4月号（Vol.35 No.4）～2016年9月号（Vol.36 No.10）連載「よく目にするけどわからなかった ナースが知りたい！循環器のハナシ」に加筆，再構成したものです．

はじめに

このたび，昨年まで連載させていただいていた雑誌『月刊ナーシング』編集部より，連載の内容を1冊の本にする企画案を頂戴した．全16回の循環器領域にまつわる連載を毎月仕上げていたことを思い出した．病態説明から薬剤や機械による治療について，できるかぎり読者にわかっていただけるよう，噛み砕いて説明することに努めた．この1冊にそれらが集約され，編集部よりたくさんの綺麗な図やイメージイラストが差し込まれ，読む人に優しい本に仕上がったと実感している．

自身が診療をしているときは，患者さんを前にすれば，安易な専門的な言葉や用語は相手との距離を遠ざけてしまうため，細心の注意を払うことに努めている．執筆も同様と考え，むずかしい循環器病学をいかに易しく伝えるかが自身に課せられた命題と理解している．

循環器疾患は，緊急を要するものから，思慮深く対応を迫られるものまで，幅広いのが実状である．ときには病棟や外来で，急病人の第一発見者となり得る看護師やコメディカルが，命を救うためのファーストタッチを担当することもある．

本書には，それぞれの置かれた現場で必要とされるであろう病態や治療法に関する情報を十分に詰め込んでみた．医師でも理解するのがむずかしい前負荷・後負荷や，弁膜症の項ではイメージを浮かべやすくするよう図を多めに配置した．降圧治療については，ガイドラインの他に自身の経験も少しばかり練り込んであり，実際の臨床場面をイメージしてもらうことにこだわっている．重症管理におけるメカニカルサポート時にぜひとも注意を払っていただきたい点は，とくに力を入れて記載している．なぜならば，モニター心電図と同様，看護師が第一発見者になる可能性がきわめて高いからである．

*

本書では，経験年数に左右されずに読むことができる内容にしたいと努めた．実臨床で難解な場面に出会ったときに，ぜひともこの本に立ち返り，理解を深めていただければ，筆者としてこのうえなく有り難い．読者の皆様が興味を持っていただける分野や場面が少しでも増えることがあれば，自身の目指した書になれたのだと実感するであろう．

最後に，本書の編集・出版に多大なご尽力をくださった学研メディカル秀潤社の皆様に深謝申し上げたい．

2017年9月

明石嘉浩

推薦のことば

　今，医学・医療の知識と情報はあふれかえっています．だからこそ，診療に携わっている医療人は，これらについての柱となる知識や情報を，遅れずに身につけていかなければなりません．しかし，医学や看護学に関する書籍や雑誌はあまた登場しており，「どれを選んでよいか迷ってしまう」，が本音でしょう．

　多岐に及ぶ，進歩著しい循環器病学を学ぶとき，多忙な医療者にとっては，把握しておくべき知識・情報を適切にピックアップし，提供してくれる良書が望まれます．詳細な内容満載の医学書はたくさんありますが，本書は，正確に，的確に，かつ読みやすく仕上げられており，読みはじめると時の流れを忘れてしまうほどです．

　このような本をしたためるには，豊富な経験に裏打ちされた臨床力，すぐれた文章力，そして慈しみある教育力がものをいいます．著者は長い間，大学と大学病院において医学生や看護学生，そのほかの医療関係の学生，また若い医療人を多く育んでこられました．ですから，彼らに，彼女らに，何を，どのように教えたらよいのか，を知り尽くしております．著者は，これら3つの力を存分に発揮して本書を完成させたのでしょう．

　各章の冒頭はかわいらしいイラストでまとめ，概説しております．これで肩の力を抜いてもらい，次いで図と表を多用して解説が進みます．もちろん，この図や表にも理解を深める工夫が仕掛けられております．1つの章を読み終えた後，このイラストや図表を見直すと理解が一層深まること，間違いありません．

　本書を読んで，著者の臨床力，文章力，そして愛あふれる教育力を堪能してください．

2017年9月

聖マリアンナ医科大学 名誉教授

三宅良彦

ナースが知っておく 循環器 これだけ ガイド

Part ① この疾患をちゃんと知りたい！ P.9

1　P.10

心不全

機能不全の場所から：左心不全と右心不全／経過から：急性心不全と慢性心不全／心拍出量の状態から：高心拍出性心不全と低心拍出性心不全／心不全の重症度分類／心不全の治療方法／心不全による入院を繰り返さないために

2　P.18
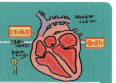

心臓弁膜症

心臓弁膜症とは／弁膜症① 僧帽弁狭窄症／弁膜症② 僧帽弁閉鎖不全症／弁膜症③ 大動脈弁狭窄症／弁膜症④ 大動脈弁閉鎖不全症／心エコーの役割はますます大きく

3　P.26

狭心症

冠動脈の狭窄から虚血へ／冠動脈狭窄の原因／プラークの種類と狭心症／冠動脈の痙攣で起きる冠攣縮性狭心症／狭心症の症状と問診のポイント／狭心症の検査／狭心症の治療／日常生活のていねいな把握がカギ

4　P.32

心筋梗塞

心筋梗塞の疫学／心筋梗塞の発生機序／心筋梗塞の症状と問診のポイント／心筋梗塞の検査／心筋梗塞の治療／重篤な合併症に注意／効果的な心リハで徐々に元の生活へ

5　P.37
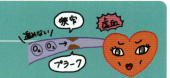

心房細動と心房粗動

心房細動と心房粗動／心房細動・心房粗動の治療法／目覚ましい進歩を遂げたアブレーション

6　P.44
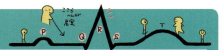

房室ブロック

心臓の調律／刺激伝導路と心電図／房室ブロックとは

7　P.50
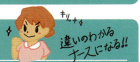

感染性心内膜炎（IE）

IEの発症機序／IEの臨床症状と身体所見／IEの検査所見／IEの診断基準／IE診断までの流れ／IEの治療法／IEの予後

8　P.56
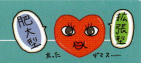

心筋症

心筋症の分類／肥大型心筋症（HCM）／拡張型心筋症（DCM）／心筋再生医療や免疫吸着療法の可能性も

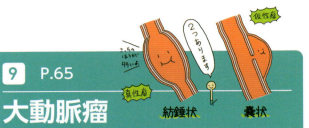

9 P.65

大動脈瘤

大動脈瘤の疫学／動脈瘤の形状と形態／動脈瘤の原因／動脈瘤の症状／大動脈瘤の診断／大動脈瘤の治療／早期発見とステントグラフトの熟知が重要

10 P.72

肺動脈圧25mmHg以上！　最も代表的なPAH（肺動脈性肺高血圧）　左心系の異常はない　肺血管抵抗高い

肺高血圧

肺高血圧の定義／肺高血圧の分類／肺高血圧の疫学／肺高血圧の発生機序／肺高血圧の症状／肺高血圧の検査／肺高血圧の治療／重症になればなるほど看護師の役割大きく

11 P.80

睡眠時無呼吸症候群（SAS）

SASの定義／SASの疫学／SASの症状／SASの原因／SASの診断／SASの検査／SASの治療法／中枢性睡眠時無呼吸（CSA）について／各診療科の横断的なかかわりが必要

肥満　男性　加齢

12 P.88

ショック

ショックの定義／ショックの分類／ショックの症状／ショックの基礎疾患と発生機序／ショックの診断／ショックに至る疾患と治療／VAD（補助人工心臓）について／診断と治療を並行しチーム一丸で管理を

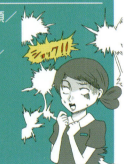

Part 2 病態で知りたい！ ⋯⋯⋯⋯⋯⋯⋯⋯⋯⋯ P.95

1 P.96

前負荷・後負荷ってなんですか？

循環生理の基本／前負荷・後負荷の減少／心拍出量／フランク・スターリングの法則／心不全とは？／心不全の治療戦略

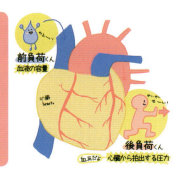

前負荷くん　血液の容量　後負荷くん　心臓から拍出する圧力

Part 3 検査・治療で知りたい！ P.103

1 P.104
心臓カテーテル検査
心臓カテーテル検査の歴史／心臓カテーテル検査とは／カテーテルの穿刺部位／カテーテルの穿刺方法／右心カテーテルの検査／左心カテーテルの検査／心臓カテーテル検査の合併症

2 P.111
補助循環（IABP, PCPS）
大動脈内バルーンパンピング（IABP）／経皮的心肺補助装置（PCPS）／補助循環の導入と管理につよくなるために

3 P.118
ペースメーカ
ペースメーカの原理／ペースメーカの種類と適応／ペースメーカの構造／ペースメーカのリードについて／ペースメーカの表示／ペースメーカのモード／ペースメーカのモード別心電図の特徴／心室再同期療法（CRT）／ペーシング不全とは／センシング不全とは／看護師の観察力が重要

4 P.126
降圧薬
生物の進化とRAAS／もっとも新しい高血圧の考えかたとポイント／治療法の選択／周産期の血圧管理／星の数ほどある降圧薬のなかで

Part 4 日々の管理で知りたい！ P.139

1 P.140
心臓リハビリテーションには効果はあるの？
心リハの定義／心リハを行う目的／心リハの対象となる疾患／心リハの実際／運動療法について

P.135 **COLUMN** 新しい抗凝固薬が次々と出てきている！ **ワーファリン®に代わるDOACとは？**

P.146 索引

●本書の内容は，発行時のエビデンスに加え，執筆者の臨床実践例や知見もふまえて解説しています．そのため，本書に記載しております薬剤，機器等の実際の使用にあたっては，常に最新の各々の添付文書や取扱説明書を参照いただき，また，自施設のマニュアルなどをご確認のうえ，医師の指示のもと実施いただくようお願いいたします．

Part 1

この疾患を
ちゃんと知りたい！

心不全
P.10

心臓弁膜症
P.18

狭心症
P.26

心筋梗塞
P.32

心房細動と
心房粗動
P.37

房室
ブロック
P.44

感染性
心内膜炎
（IE）
P.50

心筋症
P.56

大動脈瘤
P.65

肺高血圧
P.72

睡眠時無呼
吸症候群
（SAS）
P.80

ショック
P.88

1 心不全

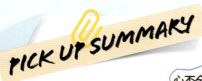

PICK UP SUMMARY

登場人物
右心ちゃんです　左心くんです

心不全っていろいろあって
覚えられない〜

入退院を繰り返しちゃう

大丈夫！
分類して当てはめて
管理とケアを行いましょう

心不全を
分けるザマス

♥ 経過のちがい
左心不全は突然に。

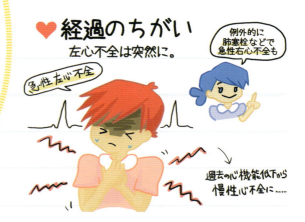

例外的に
肺塞栓などで
急性右心不全も

急性左心不全

過去の心機能低下から
慢性心不全に……

♥ 場所のちがい
左心不全が多い
右心不全併発で両心不全も

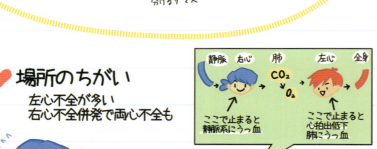

静脈　右心　肺　左心　全身
CO_2
O_2
ここで止まると
静脈系にうっ血
ここで止まると
心拍出低下
肺にうっ血

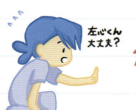
左心くん
大丈夫？

もうだめだ……

肺うっ血

体うっ血　　低心拍出

♥ 心拍出量のちがい

これ大事!!
CO　　　SV　　　HR
心拍出量 ＝ 一回拍出量 × 心拍数
（mL/分）　（mL）　（回/分）

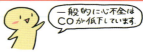
一般的に心不全は
COが低下しています。

♥ 治療法のちがい

薬物療法 vs 非薬物療法

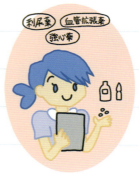
利尿薬　血管拡張薬
強心薬

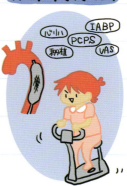
心小　IABP
移植　PCPS　VAS

♥ 重症度分類のちがい

♡NYHA分類
♡killip分類
♡AHA/ACCステージ分類
♡クリニカルシナリオ（CS）
♡Forrester分類
♡Nohria-Stevensonの分類

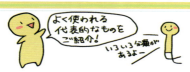
よく使われる
代表的なものを
ご紹介！
いろいろ分類が
あるよ〜

心不全とは，体が必要とする血液量を心臓が送り出せないことによって生じる症候群である．左心不全があれば右心不全もあり，急性心不全があれば慢性心不全もある．高心拍出性心不全があれば，低心拍出性心不全も存在する．最近ではさまざまな分類方法も出てきており，覚えることが多くなっている領域である．

　そこで本項目では，心不全全般についてやさしく解説する．

機能不全の場所から：左心不全と右心不全

　左心系の機能に問題があるのか，右心系の問題なのか，常に考えなければならない．通常は左心室が関与した左心不全が多いが，実際は右心不全を併発した両心不全が多い．右心不全単独で起きることは少ない．

　表1に心不全をきたす疾患を左心不全と右心不全別に示し，表2には症状を示す．

　左心不全と右心不全では症状に違いがある．大きくは，うっ血に伴う症状と低心拍出による症状とに分けられる．左心系が駄目であれば全身への心拍出が低下して，肺にうっ血をきたすことで症状が出現する．右心系が駄目な場合は肺への血流を送り出すことができないため，静脈系に血流がうっ滞し，症状が出現する．

経過から：急性心不全と慢性心不全

　急性心筋梗塞に代表されるような急激な心機能の低下や，急激な血圧上昇に伴う後負荷増大により急性心不全に陥ることがある（図1）．先述の左心不全をきたす疾患は，ほとんど急性に起こるものである．例外的に急性右心不全をきたす疾患として，急性肺血栓塞栓症や急性右室梗塞がある．

　慢性心不全では，過去の心筋梗塞や心筋症により慢性的な心機能低下に起因するものが多い．慢性心不全状態であっても症状として顔を出さず，急激に悪化し急性心不全となることもある．

表1　心不全の原疾患

左心不全	● 虚血性心疾患（急性心筋梗塞や重症狭心症発作） ● 弁膜症（大動脈弁や僧帽弁の狭窄症，閉鎖不全症など） ● 不整脈（心室頻拍に代表される頻脈性不整脈や，洞不全症候群や房室ブロックのような徐脈性不整脈，心房細動は徐脈でも頻脈でもなりうる） ● 心筋症（拡張型心筋症，肥大型心筋症，二次性心筋症など） ● 急性心筋炎（急激な心機能低下により） ● 高血圧（急激な後負荷増大により） ● 先天性心疾患 ● 代謝性疾患（甲状腺機能亢進症など） ● 貧血
右心不全	● 虚血性心疾患（右室梗塞が代表） ● 弁膜症（三尖弁や肺動脈弁の狭窄症，閉鎖不全症など） ● 心筋症（拘束型心筋症，不整脈原性右室心筋症など） ● 慢性心筋炎（とくに右室に炎症が及んでいる場合） ● 先天性心疾患（心室中隔欠損や心房中隔欠損） ● 慢性閉塞性肺疾患に伴う肺性心 ● 肺動脈性肺高血圧や慢性肺血栓塞栓性肺高血圧など ● 急性肺血栓塞栓症（いわゆるエコノミークラス症候群） ● 慢性収縮性心膜炎（心外膜が硬くなることで十分な拡張困難） ● 心タンポナーデ（炎症性，膿性，血性心嚢液などが貯留）

表2　心不全の症状

左心不全	低心拍出	● 全身への酸素供給不足による全身倦怠感 ● 脳血流低下による意識障害 ● 腎血流低下による尿量低下 ● 末梢循環障害に伴う四肢冷感 ● 腸管血流低下による食欲低下
	肺うっ血	● 労作時の呼吸困難 ● 湿性咳嗽（ときに泡沫状痰を伴う） ● 起坐呼吸 ● 発作性夜間呼吸困難
右心不全	体うっ血	● 頸静脈怒張 ● 胸水貯留 ● うっ血肝による肝腫大，肝機能障害 ● 腹水による腹部膨満感 ● 水分貯留による体重増加

図1　急性心不全の胸部X線画像

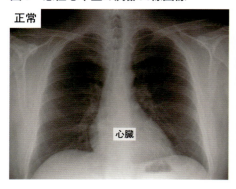

正常

心臓

急性心不全

左の正常画像と比べ，心陰影が拡大しているのがわかる．

心拍出量の状態から：高心拍出性心不全と低心拍出性心不全

心臓が収縮するたびに一定量の血液が大動脈内へ駆出される．これを「一回拍出量（stroke volume：SV）」という．一回拍出量に心拍数（heart rate：HR）をかけ合わせたものが「心拍出量（cardiac output：CO）」である．

CO（mL/分もしくはL/分）
＝SV（mL/回）×HR（回/分）

これは大変重要な式であるので，覚えておきたい．心不全の原疾患（表1）を見てもらえればおわかりのとおり，一般的には心拍出量が低下している心不全が多い．一番多い原疾患は冠動脈疾患であるが，その他に弁膜症，先天性心疾患，心筋症，心筋炎，不整脈などが挙げられる．

心不全の悪化を助長させる因子として，以下が挙げられる．

・治療不十分な高血圧などの圧負荷
　→ 後負荷増大を意味する

・動静脈シャントなどによる容量負荷
　→ 前負荷増加→ 一回拍出量増大
・甲状腺機能亢進症や貧血に伴う高心拍出状態

末梢での酸素需要の増大に起因した高心拍出性心不全の代表的な疾患として，甲状腺機能亢進症，貧血，シャント疾患，ビタミンB_1欠乏症などがある．

心不全の重症度分類

心不全にはさまざまな分類方法があるため，ここでは，臨床でよく用いられるものを紹介する．

1. NYHA分類

New York Heart Association分類の略である．自覚症状に基づき，わかりやすく分類されている（図2）．
Ⅰ度：日常の身体活動では心不全症状（動悸・息切れ）がない．
Ⅱ度：中程度の日常の身体活動で心不全症状を認めるが，軽労作では症状は出現しない．
Ⅲ度：軽労作で心不全症状を認める．
Ⅳ度：安静時に心不全症状を認める．

2. Killip（キリップ）分類

急性心筋梗塞に伴う心不全の重症度分類に用いられる．Ⅰ度〜Ⅳ度まである．
Ⅰ度：心不全徴候なし．
Ⅱ度：軽症〜中等症の心不全．聴診にて全肺野の50％以下でラ音を聴取．
Ⅲ度：中等症〜重症の心不全．全肺野の50％以上でラ音を聴取．
Ⅳ度：心原性ショック

3. AHA/ACCステージ分類

米国の2大学会（American Heart AssociationとAmerican College of Cardiology）が提唱した，病態理解と治療のための分類である（図2）．
A：心機能障害がない
B：無症状だが左室収縮不全あり
C：症候性心不全
D：治療抵抗性心不全

4. クリニカルシナリオ（Clinical Scenario：CS）

急性心不全の初期対応に役立つ分類方法で，来院時，血圧に基づいて患者を層別化し，いち早く治療に結びつけることができる（表3）．

5. Forrester（フォレスター）分類

急性心不全の分類の中で，スワン・ガンツカテーテルを用いて評価した肺動脈楔入圧（pulmonary artery wedge pressure：PAWP）と心拍出量を体表面積で割った心拍出係数（cardiac index：CI）を用いて評価される．
「CI 2.2L/分/m^2」「PAWP 18mmHg」を境に4つのサブセット（Ⅰ〜Ⅳ）に分類され，それぞれのサブセットで治療

NYHA：New York Heart Association，ニューヨーク心臓協会
AHA：American Heart Association，米国心臓協会
ACC：American College of Cardiology，アメリカ心臓病学会

法が異なり，予後が違う（**図3**）．ⅠからⅣに向かうほど死亡率は増加し，ForresterⅣの場合の死亡率は約50％を超えるといわれている．実臨床で最も使われる分類の1つである．

POINT
NYHA分類は患者の自覚症状に基づいた分類，AHA/ACC分類は，病態理解と治療のための分類である．

図2　心不全の重症度からみた薬物治療指針

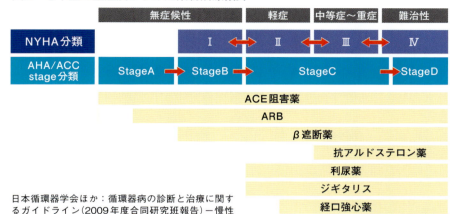

日本循環器学会ほか：循環器病の診断と治療に関するガイドライン（2009年度合同研究班報告）−慢性心不全治療ガイドライン（2010年改訂版）．2010. http://www.j-circ.or.jp/guideline/pdf/JCS2010_matsuzaki_h.pdf（2017年8月閲覧）より転載

表3　入院早期における急性心不全患者の管理アルゴリズム（クリニカルシナリオ）

入院時の管理				
・非侵襲的監視：SpO2，血圧，体温 ・酸素 ・適応があれば非侵襲的陽圧呼吸（NPPV） ・身体診察		・臨床検査 ・BNPまたはNT-pro BNPの測定：心不全の診断が不明の場合 ・心電図検査 ・胸部X線写真		

CS 1	CS 2	CS 3	CS 4	CS 5
収縮期血圧（SBP）>140mmHg	SBP100〜140mmHg	SBP<100mmHg	急性冠症候群	右心不全
・急激に発症する ・主病態はびまん性肺水腫 ・全身性浮腫は軽度：体液量が正常または低下している場合もある ・急性の充満圧の上昇 ・左室駆出率は保持されていることが多い ・病態生理としては血管性	・徐々に発症し体重増加を伴う ・主病態は全身性浮腫 ・肺水腫は軽度 ・慢性の充満圧，静脈圧や肺動脈圧の上昇 ・その他の臓器障害：腎機能障害や肝機能障害，貧血，低アルブミン血症	・急激あるいは徐々に発症する ・主病態は低灌流 ・全身浮腫や肺水腫は軽度 ・充満圧の上昇 ・以下の2つの病態がある ①低灌流または心原性ショックを認める場合 ②低灌流または心原性ショックがない場合	・急性心不全の症状および徴候 ・急性冠症候群の診断 ・心臓トロポニンの単独の上昇だけではCS4に分類しない	・急激または緩徐な発症 ・肺水腫はない ・右室機能不全 ・全身性の静脈うっ血所見

治療				
・NPPVおよび硝酸薬 ・容量過負荷がある場合を除いて，利尿薬の適応はほとんどない	・NPPVおよび硝酸薬 ・慢性の全身性体液貯留が認められる場合に利尿薬を使用	・体液貯留所見がなければ容量負荷を試みる ・強心薬 ・改善が認められなければ肺動脈カテーテル ・血圧<100mmHgおよび低灌流が持続している場合には血管収縮薬	・NPPV ・硝酸薬 ・心臓カテーテル検査 ・ガイドラインが推奨するACSの管理：アスピリン，ヘパリン，再灌流療法 ・大動脈内バルーンパンピング	・容量負荷を避ける ・SBP>90mmHgおよび慢性の全身性体液貯留が認められる場合に利尿薬を使用 ・SBP<90mmHgの場合は強心薬 ・SBP>100mmHgに改善しない場合は血管収縮薬

治療目標		
・呼吸困難の軽減 ・状態の改善	・心拍数の減少 ・尿量>0.5mL/Kg/min	・収縮期血圧の維持と改善 ・適正な灌流に回復

Mebazaa A, Gheorghiade M, Piña IL, et al. Practical recommendations for prehospital and early in-hospital management of patients presenting with acute heart failure syndromes. Crit Care Med 2008；36（Suppl 1）：S129-139．より転載

h-ANP：human atrial natriuretic peptide，ヒト心房性ナトリウム利尿ペプチド
SBP：systolic blood pressure，収縮期血圧

図3　Forrester分類

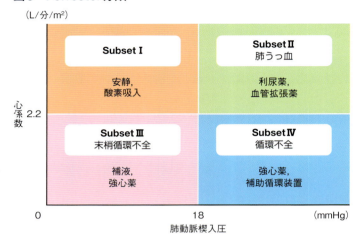

（L/分/m²）

心係数 2.2

| Subset I　安静, 酸素吸入 | Subset II　肺うっ血　利尿薬, 血管拡張薬 |
| Subset III　末梢循環不全　補液, 強心薬 | Subset IV　循環不全　強心薬, 補助循環装置 |

0　　　　　　　18　　（mmHg）
肺動脈楔入圧

図4　Nohria-Stevensonの分類

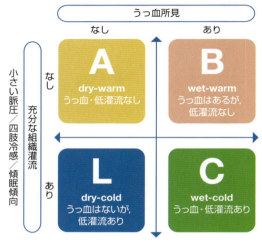

湿性ラ音／起坐呼吸／頸静脈圧の上昇／浮腫／腹水／肝頸静脈逆流

うっ血所見

　　　　　なし　　　　あり

小さい脈圧／四肢冷感／傾眠傾向

充分な組織灌流

なし

A
dry-warm
うっ血・低灌流なし

B
wet-warm
うっ血はあるが, 低灌流なし

あり

L
dry-cold
うっ血はないが, 低灌流あり

C
wet-cold
うっ血・低灌流あり

Nohria A, et al. : Clinical assessment identifies hemodynamic profiles that predict outcomes in patients admitted with heart failure. J Am Coll Cardiol, 41 (10) : 1797-1804, 2003. より引用

6. Nohria-Stevenson（ノリア/スティーブンソン）の分類

　身体所見からうっ血の有無と末梢循環障害の有無を評価し, 重症度を判断する分類である（図4）.

　「wet」がうっ血を意味し, 「cold」が組織低灌流を意味する. 起坐呼吸, 頸静脈圧上昇, 浮腫, 腹水, 肝頸静脈逆流がうっ血所見の代表であり, 小さい脈圧, 四肢冷感, 傾眠傾向, 低ナトリウム, 腎機能悪化が組織低灌流の代表的な所見である.

　正確な意味合いは違うが, Nohria-Stevensonの分類の「A（dry-warm）」は「Forrester I」に相当するものと考えられ, 「C（wet-cold）」はForrester IVに相当すると考えられる. 救急の現場でよく目にする後負荷増大に伴う心不全は, 「B（wet-warm）」に相当することが多い.

心不全の治療方法（図5）

　心不全に対する介入は, 大きく分けて, 心保護薬もしくは強心薬に代表される薬物療法と, 両心室ペーシングをはじめとする非薬物療法に大別される. 原疾患や病期によって治療方法が異なることが多く, バリエーションが豊富である. 急性期は診断と治療を並行して行わなければならない.

　今回は, 薬物療法と非薬物療法の2点について重点的に述べる.

● 薬物療法

　現在, 日本で使用可能な心不全治療薬を表4に示す. 急性期に症状緩和や血行動態維持のために必要な薬剤と, 慢性期の予後改善を考慮した内服治療薬とを分けて考える必要がある.

　大事なことは, 急性期を乗り越えなければ慢性期には至らない, という点である. 急性期に使用する薬剤を躊躇することなく, 正しく用いることが重要である.

1. Forrester分類上でFrank-Starlingの法則に則った治療法

　Frank-Starlingの法則（p.98で詳しく解説）に則って, Forrester分類上で治療法とその効果を考える図を別に示す（図6）.

　健常人（青線）では前負荷が増えれば心拍出も増やすことができるが, 心不全患者（赤線）では心予備能がなく, 前負荷が増えた場合に対応できず, 低心拍出が助長されるため, 強心薬によるサポートと, 利尿薬や血管拡張薬によるうっ血の改善が必要になることが多い.

　Forrester IVの心不全では基礎心疾患により薬剤抵抗性のことがあるた

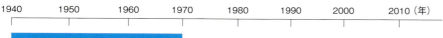

Part 1 この疾患をちゃんと知りたい！

図5 心不全の概念と治療の変遷

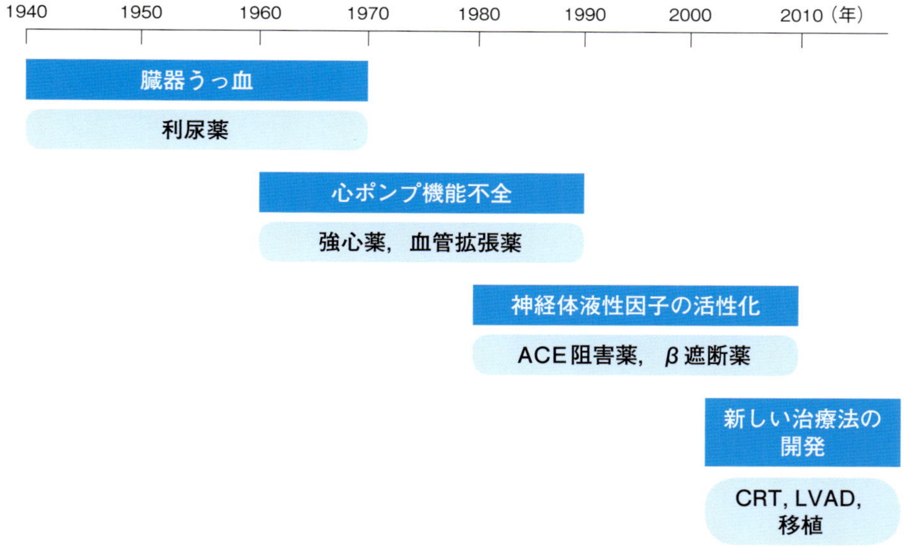

1940　1950　1960　1970　1980　1990　2000　2010（年）

- 臓器うっ血
  - 利尿薬
- 心ポンプ機能不全
  - 強心薬，血管拡張薬
- 神経体液性因子の活性化
  - ACE阻害薬，β遮断薬
- 新しい治療法の開発
  - CRT, LVAD, 移植

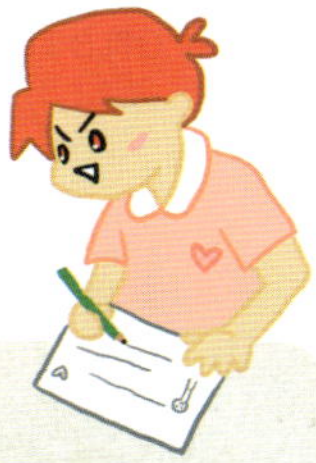

POINT

- Forrester分類は，肺動脈楔入圧（PAWP）と心拍出係数（CI）を用いて評価する．サブセットⅠ～Ⅳに分類される．
- Nohria-Stevensonの分類は，身体所見からうっ血の有無と末梢循環障害の有無を評価し，重症度を判断する．「wet」がうっ血を，「cold」が組織低灌流を意味する．

表4 心不全で用いられる治療薬一覧

治療薬	代表的な薬剤	治療ターゲット
利尿薬	フロセミド（静注，内服），サイアザイド，スピロノラクトン，エプレレノン，トルバプタン	前負荷に対して
血管拡張薬	モルヒネ（静注），ニトログリセリン（静注，内服），ニコランジル（静注，内服），カルペリチド（静注），ACE阻害薬，アンジオテンシンⅡ受容体拮抗薬，αβ遮断薬	前負荷・後負荷に対して
ホスホジエステラーゼⅢ阻害薬	ミルリノン（静注），オルプリノン（静注）	後負荷軽減と強心作用
アデニル酸シクラーゼ賦活薬	コルホルシンダロパート塩酸塩（静注）	強心作用
強心薬	ジギタリス（静注，内服），ドパミン（静注），ドブタミン（静注），ノルアドレナリン（静注）	強心作用
カルシウム感受性増強薬	ピモベンダン	
β刺激薬（またはペーシング治療）	イソプロテレノール（静注）	心拍数増加を狙って
β遮断薬	ランジオロール（静注），ビソプロロールフマル酸塩，メトプロロール酒石酸塩	心拍数低下を目標に
αβ遮断薬	カルベジロール	
抗不整脈薬	アミオダロン塩酸塩（静注，内服）	

め，後述の非薬物療法を併用することがある．

2. 急性期を脱したあとの薬物療法

　急性期を乗り越えたならば，長期予後改善のためにACE阻害薬やβ遮断薬，スピロノラクトンの導入を検討しなければならない．低心機能患者ではこれらの薬剤の効果は確立されているが，収縮能が保たれた心不全（いわゆるHFpEF）患者では，いまだに効果が不確定である．

　水利尿薬トルバプタンは内服薬であるが，急性期にも用いられるユニークな薬であり，強力な利尿作用を有することから近年注目されている．

CRT：cardiac resynchronization therapy，心臓再同期療法
LVAD：left ventricular assist device，左心補助装置
HFpEF：heart failure with preserved ejection fraction，拡張性心不全

図6　Forrester分類上でFrank-Starlingの法則に則った治療法

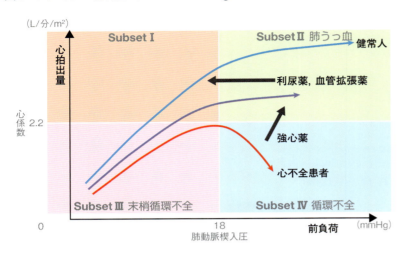

POINT

● 健常人（青線）では，前負荷が増えれば心拍出も増やすことができる.

● しかし，心不全患者（赤線）では心予備能がなく，前負荷が増えた場合に対応できず，低心拍出が助長されるため，強心薬によるサポートと，利尿薬や血管拡張薬によるうっ血の改善が必要になる.

図7　CRT（心臓再同期療法）

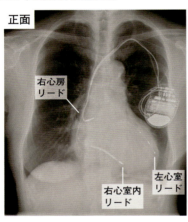

正面

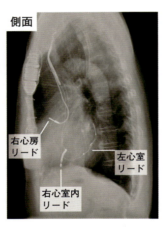

側面

心臓をはさみ込むような形で電線を留置し，心収縮のタイミング改善を図る.

● 非薬物治療

0.　CR（心臓リハビリテーション）

　心臓リハビリテーションは，急性期から慢性期まで常に施行されるべきであり，患者教育から運動療法，食事・飲水制限を含めた生活習慣改善まで包括的医療が礎にあることが大前提である．機械は用いていないが，非薬物療法の項目を0番目と設定した.

1.　NIPPV（非侵襲的陽圧呼吸）

　急性肺水腫のときなど，気管挿管せずに呼吸補助ができる治療法である．慢性期には使用しない．慢性期に使用するのはASVやCPAPであるが，最近ではASVに対する有効性に疑問の声が上がっている.

2.　CRT（心臓再同期療法）

　脚ブロックなどにより，心室内の電

流の伝わり方にズレが生じるため，心臓をはさみ込むような形で電線を留置し，心収縮のタイミング改善を図る（図7）．低心機能患者で心室性不整脈を持っている人のために，除細動機能の付いたCRT-D（Dはdefibrillatorの略）という方法もある.

3.　IABP（大動脈内バルーンパンピング）

　胸部大動脈内に留置する大きな風船

CR：cardiac rehabilitation，心臓リハビリテーション　　NIPPV：non-intubated positive pressure ventilation，非侵襲的陽圧呼吸
ASV：adaptive support ventilation，適応補助換気　　CPAP：continuous positive airway pressure，持続気道内陽圧呼吸
IABP：intraaortic balloon pumping，大動脈内バルーンパンピング

図8　心不全入院を繰り返すと

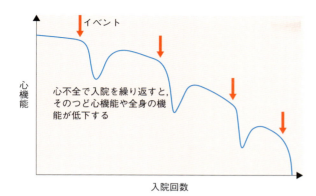

心不全で入院を繰り返すと，そのつど心機能や全身の機能が低下する

心機能

イベント

入院回数

Gheorghiade M, et al. : Pathophysiologic targets in the early phase of acute heart failure syndromes. Am J Cardiol, 96 (6A)：11G-17G, 2005. より引用

で，心電図同期で動く．心臓の収縮時にはバルーンがしぼみ，後負荷軽減に役立つ．心臓拡張期にはバルーンが膨らみ，冠動脈血流増加に貢献する．詳細は「補助循環（IABP，PCPS）」の項（p.111 ～ 117）にて解説する．

4．PCPS（経皮的心肺補助装置）

救急外来等でただちに導入することができる人工心肺である．こちらも詳細は「補助循環（IABP，PCPS）」の項にて解説する．

5．VAS（心室補助装置）

Ventricular assist device（VAD）ともよばれ，心臓から直接血液を抜き取り，大動脈に直接戻す循環補助装置である．最近では埋め込めるほど小さくなり，携帯型コントローラーやバッテリーとともに外出可能となっている．こちらも詳細は「ショック」の項（p.92）にて解説する．

6．心移植

文字通りであり，ドナーから提供された（通常は脳死患者からの）心臓をレシピエントに移植する方法である．究極の治療法である．

心不全による入院を繰り返さないために

心不全について広く浅く，できる限りわかりやすく解説するよう試みた．

心不全は入院を繰り返すことが知られており，そのつど心機能や全身の機能が低下する（図8）．何とか入院回数を減らすため，予後改善のためにできることを行わなければならない．そのためには数多くある重症度分類の中から自分の得意とするものを探し出し，それに当てはめて管理と治療を行うことが重要である．

ステージD（AHA/ACCステージ分類）の心不全の中には末期心不全として薬剤抵抗性であることが多く，循環器領域でありながら終末期医療を提供しなければならないことにも直面する．まだまだ未解決の問題が山積みの領域であるため，1人ひとりができるところから介入することが必要である．

引用・参考文献
1）日本循環器学会ほか：循環器病の診断と治療に関するガイドライン（2009年度合同研究班報告）－慢性心不全治療ガイドライン（2010年改訂版）．2010.
http://www.j-circ.or.jp/guideline/pdf/JCS2010_matsuzaki_h.pdf（2017年8月閲覧）
2）日本循環器学会ほか：循環器病の診断と治療に関するガイドライン（2010年度合同研究班報告）－急性心不全治療ガイドライン（2011年改訂版）．2011.
http://www.j-circ.or.jp/guideline/pdf/JCS2011_izumi_h.pdf（2017年8月閲覧）
3）Nohria A, et al. : Clinical assessment identifies hemodynamic profiles that predict outcomes in patients admitted with heart failure. J Am Coll Cardiol, 41 (10)：1797-1804, 2003.
4）Gheorghiade M, et al. : Pathophysiologic targets in the early phase of acute heart failure syndromes. Am J Cardiol, 96 (6A)：11G-17G, 2005.

PCPS：percutaneous cardiopulmonary support，経皮的心肺補助装置
VAS：ventricular assist system，心室補助装置

2 心臓弁膜症

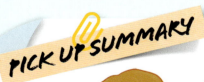

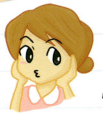

弁膜症って何？
複雑でわかんな――い

そんなあなたに！
弁膜症
これだけ
ポイント!!

べんべんべんべん
べんべん
ペンギン！

Q. どこで起きるの？

ほとんどが
この2つに！

大動脈弁

大動脈に
つながる！

そのまんまの
ネーミング

僧帽弁

Q. どうやって調べるの？

超音波
エコー！

エコー

Q. 種類は？　4つ!! 覚えよう

mechanism ＼ area	僧帽弁	大動脈弁
狭窄症 狭い 弁が硬い	僧帽弁狭窄症 拡張期にドーミング	大動脈弁狭窄症 流速で重症度がわかる 増えている!!
閉鎖不全症 せき止めない ゆるい	僧帽弁閉鎖不全症 逆流がみられる 増えている!!	大動脈弁閉鎖不全症 癒合や構造物をcheck!

18

　心臓弁膜症と聞くと，心雑音をイメージすると思うが，これは心臓の中に逆流を防止するためについている「弁」が正しく機能しなくなったものの総称である．弁膜症には大きく分けて，弁が硬くなったり狭くなったりすることで生じる「狭窄症」と，弁がゆるんでしまうことで生じる「閉鎖不全症」があり，診断には心エコーが絶大な威力を発揮する．

　ここでは，大動脈弁と僧帽弁にかかわる弁膜症を取り上げ，発症機序や特徴，治療法までやさしく解説する．

心臓弁膜症とは

　弁膜症は，1万人に1人の割合で発症するといわれている．かつては幼少期にかかったリウマチ熱が原因であったが，現在では，加齢に伴って弁が硬くなるものや変性疾患によるものが増えている．

　弁には，大動脈弁，僧帽弁，三尖弁，肺動脈弁の4つがある（下図）．弁膜症のほとんどは大動脈弁と僧帽弁に存在するので，今回は，この2つの弁に起こる疾患について，それぞれ詳しく述べることとする．

弁膜症①　僧帽弁狭窄症（図1）

1.　作用機序

　心臓の拡張期では通常，僧帽弁が開き血液が流入するが，僧帽弁狭窄症では僧帽弁が開かず，血流が滞り，左房が拡大する．

2.　原因

　リウマチ熱の後遺症，先天性，年齢に伴う弁輪石灰化，感染性心内膜炎の疣腫（ゆうしゅ）による閉塞などにより生じる．

3.　症状

　低心拍出であれば倦怠感や四肢冷感，うっ血症状であれば咳嗽，喘鳴，呼吸困難，さらに右心不全に至れば頸静脈怒張，腹水，肝腫大などが現れる．

4.　心エコー所見

　心エコーでは，僧帽弁口の狭小化，石灰化，開放制限，拡張期に盛り上がるドーミング（ドーム屋根状を呈する）がみられる．また，経食道心エコーで血栓の有無をチェックする．

図　心臓の弁

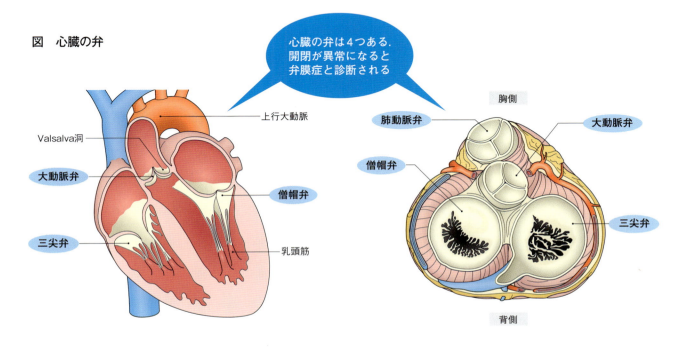

心臓の弁は4つある．開閉が異常になると弁膜症と診断される

上行大動脈
Valsalva洞
大動脈弁
三尖弁
僧帽弁
乳頭筋

胸側
肺動脈弁
僧帽弁
大動脈弁
三尖弁
背側

図1　僧帽弁狭窄症（MS）

● 作用機序

拡張期（正常）

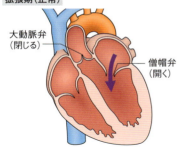

大動脈弁
（閉じる）

僧帽弁
（開く）

拡張期（僧帽弁狭窄症）

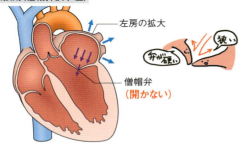

左房の拡大

僧帽弁
（開かない）

弁が硬い　狭い

● 心エコー所見

拡張期長軸像

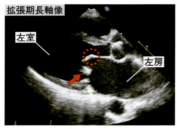

左室　　左房

● 僧帽弁口の石灰化と狭小化（➡），拡張期に盛り上がるドーミング（⬚）がみられる．

拡張期短軸像

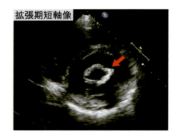

● 僧帽弁口の石灰化がみられる（➡）．

収縮期長軸像

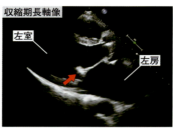

左室　　左房

● 僧帽弁口の石灰化がみられる（➡）．

収縮期短軸像

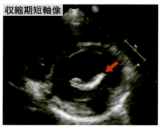

● 著明な弁口の石灰化と狭小化を認める（➡）．

● 僧帽弁狭窄症の特徴

原因	● リウマチ熱の後遺症，先天性，年齢に伴う弁輪石灰化，感染性心内膜炎の疣腫による閉塞など
血行動態	● 正常では 5cm² 前後の僧帽弁口面積が 1.5cm² 以下になると低心拍出，もしくは肺うっ血が出現する．
重症度	● 左房−左室平均圧較差が 5 ～ 10mmHg は中等度，10mmHg を超えたら高度と定義する． ● 弁口面積 1.0m² 以下は重症である． ● 収縮期肺動脈圧も重症度判定に考慮される．
症状	● 低心拍出であれば倦怠感や四肢冷感が現れる． ● うっ血症状であれば咳嗽，喘鳴，呼吸困難が現れる． ● 右心不全に至れば頸静脈怒張，腹水，肝腫大などが現れる．
心雑音	● 一般的に拡張期雑音が聴取される．拡張期ランブルという弱い音のほか，硬くなった僧帽弁が開放する opening snap（OS）が聴こえることが一般的である． ● 重症度により聴こえる音の種類が変わる．
胸部X線	● 左第3弓の拡大，それに伴い右第2弓の二重輪郭像など
心電図	● V₁誘導で二相性Pかつ陰性成分増大（左房負荷所見）がみられる． ● Ⅱ誘導でP波増高がみられる． ● 左房に負荷がかかると心房細動へ移行することが多い．
心エコー	● 僧帽弁口の狭小化，石灰化，開放制限，拡張期に盛り上がるドーミングがみられる． ● 経食道心エコーで血栓の有無をチェックする．
心臓カテーテル検査	● 肺動脈楔入圧と左室圧を同時に測定することで，拡張期の左房−左室圧較差や，弁口面積も求めることができる．
治療	① 心不全治療（利尿薬，心拍数調節など） ② 心房細動治療（抗凝固療法，心拍数調節など） ③ 経皮的僧帽弁交連切開術（PTMC）：バルーンカテーテルによる拡張術 ④ 直視下僧帽弁交連切開術（OMC）：癒合した部分に切開を入れる手術 ⑤ 僧帽弁置換術（MVR）

MS：mitral stenosis，僧帽弁狭窄症　　PTMC：percutaneous transluminal mitral commissurotomy，経皮的僧帽弁交連切開術
OMC：open mitral commissurotomy，直視下僧帽弁交連切開術　　MVR：mitral valve replacement，僧帽弁置換術

図2　僧帽弁閉鎖不全症（MR）

● 作用機序

収縮期（正常）

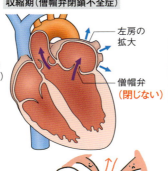

- 大動脈弁（開く）
- 僧帽弁（閉じる）

収縮期（僧帽弁閉鎖不全症）

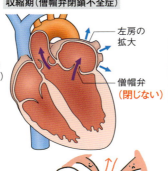

- 左房の拡大
- 僧帽弁（閉じない）

せきよめない／ゆるい

● 心エコー所見

収縮期長軸像

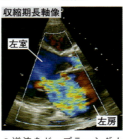

- 左室
- 左房

● 逆流をドップラーシグナルで描出した．エコーのプローベより遠ざかる波は青で，プローベに向かってくる波は橙色で描出される．

僧帽弁逸脱症の収縮期長軸像

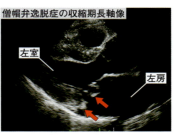

- 左室
- 左房

● 弁尖が左房内に入り込んでいるのがわかる（➡）．

● 僧帽弁閉鎖不全症の特徴

原因	● 僧帽弁の弁尖や弁輪，腱索などの異常により閉鎖が障害されることにより生じる． ● 弁尖や腱索の器質的異常によるものを「一次性」，器質的異常がなく左室拡大などに伴うものを「二次性」という． ● 僧帽弁逸脱症（弁尖が収縮期に左房側に落ち込む）や特発性腱索断裂（僧帽弁を引っぱっている紐のようなものが切れる），感染性心内膜炎による弁破壊や腱索断裂，左室拡大に伴う機能性逆流には弁輪拡大，乳頭筋機能不全がある． ● 心筋梗塞の合併症で乳頭筋断裂も起こりうる．
血行動態	● 収縮期に左室から左房へ逆流するため，左室からの心拍出は減る． ● 拡張期には左房内に逆流した血液も左室内へ入ろうとするため，一般的には左室容量負荷を生じるが，一定の広さの僧帽弁口を大量の血液が通過することで相対的僧帽弁狭窄となることがある．
重症度	● 急性に現れた僧帽弁閉鎖不全では，急激な容量負荷が生じても左房に代償性拡大が起きないため，心拍出が低下し，肺水腫，ショックとなりうる． ● 慢性閉鎖不全の経過では左房が徐々に拡大し，ゆっくりと低心拍出症状が現れたり，左心不全症状であれば咳嗽，喘鳴，呼吸困難，右心不全に至れば頸静脈怒張，腹水，肝腫大などが現れる．
症状	● 急性に現れたものは急性左心不全の症状，慢性のものは低心拍出症状が現れたり，労作時呼吸困難や夜間呼吸困難などの左心不全や，浮腫などの右心不全症状が現れる．
心雑音	● 一般的に収縮期逆流性雑音（全収縮期雑音）を心尖部領域で聴取する．左側臥位で増強する． ● 僧帽弁逸脱では収縮中期にクリック音が聴こえることがある． ● 左室収縮能が低下している症例では雑音は聴き取りにくくなる．
胸部X線	● 左房拡大による左第3弓の拡大，それに伴う右第2弓の二重輪郭像，左室拡大による左第4弓の拡大，など
心電図	● V_1誘導で二相性Pかつ陰性成分増大（左房負荷所見）がみられる．　● II誘導でP波増高がみられる． ● 左房に負荷が増えると心房細動へ移行することが多い．　● 左室容量負荷に伴う左室肥大を認めることもある．
心エコー	● カラードプラによる収縮期左房への逆流シグナルが描出される．　● 逆流量の評価は重要である． ● 経食道心エコーは，僧帽弁逸脱症における逸脱部位の診断に役立つ．
心臓カテーテル検査	● スワン・ガンツカテーテルで，肺動脈楔入圧は上昇することが多い． ● 逆流に伴い，肺動脈楔入圧のv波が増高することがある． ● 左室造影時に逆流評価をすることがある．
治療	①急性の僧帽弁閉鎖不全症であれば，通常の左心不全に対する治療＋大動脈内バルーンパンピング（IABP） ②慢性の僧帽弁閉鎖不全症には，容量負荷を軽減し逆流を減らすための血管拡張薬，利尿薬，強心薬投与．過度な強心薬投与は逆流を助長する可能性がある． ③左房拡大や心房細動例には抗凝固薬を投与する． ④低心機能であれば心室再同期療法が効果的なことがある． ⑤自身の弁を温存する僧帽弁形成術 ⑥弁を取り替える僧帽弁置換術 ⑦将来的には，クリップで弁を挟むカテーテル治療も可能である． ※低心機能時に安易に僧帽弁置換を行うと，かえって心機能低下を助長することがあるため注意を要する．

MR：mitral regurgitation，僧帽弁閉鎖不全症
IABP：intraaortic balloon pumping，大動脈内バルーンパンピング

図3　大動脈弁狭窄症（AS）

● 作用機序

収縮期（正常）

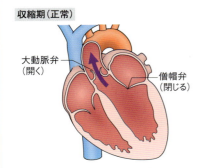

大動脈弁（開く）

僧帽弁（閉じる）

収縮期（大動脈弁狭窄症）

大動脈弁（開かない）

弁が硬い　狭い

左室筋肉の肥厚

● 大動脈弁の形態とカラードプラ像

正常弁形態

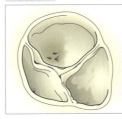
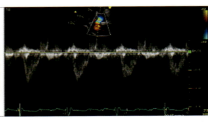

パルスドプラ法で左室からの血流速度が最大0.7m/sを示し，正常である.

動脈硬化性狭窄弁（弁尖に多数の石灰化あり）

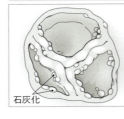
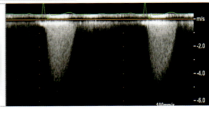

石灰化

狭い出口を通過する血流速度は加速されるので，この症例では約5m/sを示し，高度大動脈弁狭窄であることがわかる.

● 心エコー所見

拡張期長軸像

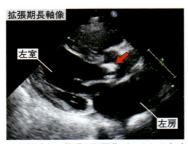

左室

左房

● 大動脈弁の著明な石灰化がみられる（➡）.

収縮期短軸像

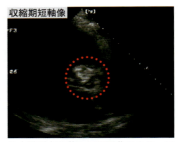

● 大動脈弁の著しい石灰化のため，三尖弁が開いているのかわかりにくくなっている（⬚）.

弁膜症②　僧帽弁閉鎖不全症（図2）

1.　作用機序

　心臓の収縮期では通常，僧帽弁が閉じるが，僧帽弁閉鎖不全症では僧帽弁が閉じず，血流が左房に逆流し，左房が拡大する.

2.　原因

　僧帽弁の弁尖や弁輪，腱索などの異常により閉鎖が障害されることによって生じる. 弁尖や腱索の器質的異常によるものを「一次性」，器質的異常がなく左室拡大などに伴うものを「二次性」という.

3.　症状

　急性に現れるものとして急性左心不全の症状，慢性に現れるものとして，低心拍出症状，労作時呼吸困難や夜間呼吸困難などの左心不全，浮腫などの右心不全症状がある.

4.　心エコー所見

　カラードプラ法による収縮期左房への逆流シグナルが描出される. 逆流量の評価は重要である. 経食道心エコーは，僧帽弁逸脱症における逸脱部位の診断に役立つ.

AS：aortic stenosis，大動脈弁狭窄症

● 大動脈弁狭窄症の特徴

原因	● リウマチ熱の既往，先天性(二尖弁が多い)，年齢に伴う動脈硬化．動脈硬化性が最多である．
血行動態	● 大動脈と左室内に圧較差を生じ，左室には圧負荷がかかる． ● 当初は圧負荷に対して心筋を肥大させることで心機能を維持させるが，負荷が長期間にわたると心収縮能が著しく低下し，低心拍出となる．
重症度	● 大動脈−左室平均圧較差が平均40mmHg以上は高度，連続波ドプラ法で大動脈の最高血流速度が4.0m/s以上で高度と診断する． ● 低心機能になると圧較差は低下し，流速は遅くなる． ● 最近では，弁口面積は重症でも圧較差が<40mmHgの「奇異性低流量低圧較差重症大動脈弁狭窄症」なるものがある．
症状	● 冠血流低下に伴う狭心症状，脳血流低下に伴う失神，左心不全症状(呼吸困難など)が3大症状である．それぞれ予後にも直結する． ● 病初期は無症状である．
心雑音	● 胸骨右縁第2肋間を最強点とする収縮期駆出性雑音を特徴とする． ● 頸動脈に放散することも知られる． ● 心機能が低下すると雑音は弱まる．
胸部X線	● 左室肥大に伴って左第4弓が拡大することがある． ● 動脈硬化が原因の場合，左第1弓の石灰化や狭窄後拡張による突出がみられることがある．
心電図	● 左室圧負荷に伴い，左室肥大所見がみられることが多く(V$_5$誘導のR波>25mm)，進行するとストレイン型ST低下を示す．
心エコー	● 弁尖の数，弁の石灰化や狭窄の程度を評価するスタンダードである． ● 連続波ドプラ法で流速を測定し，重症度を判定する．
心臓カテーテル検査	● 圧較差を測定するためには行われなくなった．現在は心エコーで代用される．
治療	① 心不全発症時の内科的治療には限界がある(血管拡張薬は圧較差を増強させ，冠血流を減らすため使えない)． ② バルーン大動脈弁形成術(BAV) ③ 経カテーテル的大動脈弁留置術(TAVI) ④ 外科的大動脈弁置換術 ※ 基本は外科的手術だが，手術リスクの高い場合はTAVIを行うことがある．

弁膜症③ 大動脈弁狭窄症(図3)

1. 作用機序

心臓の収縮期では通常，大動脈弁が開き血液が大動脈に押し出されるが，大動脈弁狭窄症では大動脈弁が開かず圧負荷がかかり，左室肥大となる．

2. 原因

リウマチ熱の既往，先天性(二尖弁が多い)，年齢に伴う動脈硬化などが原因として挙げられる．動脈硬化性によるものが最多である．

3. 症状

冠血流低下に伴う狭心症状，脳血流低下に伴う失神，左心不全症状(呼吸困難など)が3大症状であり，それぞれ予後にも直結する．病初期は無症状である．

4. 心エコー所見

弁尖の数，弁の石灰化や狭窄の程度を評価するスタンダードである．連続波ドプラ法で流速を測定し，重症度を判定する．

BAV：balloon aortic valvuloplasty，バルーン大動脈弁形成術
TAVI：transcatheter aortic-valve implantation，経カテーテル的大動脈弁留置術

23

図4　大動脈弁閉鎖不全症（AR）

● 作用機序

拡張期（正常）

大動脈弁
（閉じる）

僧帽弁
（開く）

拡張期（大動脈弁閉鎖不全症）

大動脈弁
（閉じない）

左室内腔
の拡大

せき止め
ない　ゆるい

● 心エコー所見

拡張期長軸像

左室

左房

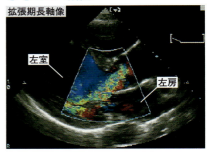

● カラードプラで大動脈から左室への逆流がみられる.

表　大動脈弁閉鎖不全症の原因

大動脈弁自体の病変	大動脈基部の異常
・先天性二尖弁・四尖弁 ・リウマチ性 ・感染性心内膜炎 ・加齢変性による石灰化 ・粘液腫様変化 ・心室中隔欠損症 ・バルサルバ洞瘤破裂 ・外傷性 ・開窓部（fenestration）の破綻 ・高安病（大動脈炎症候群） ・強直性脊椎炎 ・全身性エリテマトーデス ・慢性関節リウマチ	・加齢による大動脈拡大 ・結合織異常（Marfan症候群，Ehlers-Danlos症候群，Loeys-Dietz症候群） ・大動脈解離，限局解離 ・巨細胞性動脈炎 ・梅毒性大動脈炎 ・ベーチェット病 ・潰瘍性大腸炎関連の関節炎 ・Reiter症候群 ・強直性脊椎炎 ・乾癬性関節炎 ・再発性多発軟骨炎 ・骨形成不全症 ・高血圧症 ・ある種の食欲抑制薬

日本循環器学会ほか：弁膜疾患の非薬物治療に関するガイドライン（2012年改訂版）．p.22，2012．より転載
http://www.j-circ.or.jp/guideline/pdf/JCS2012_ookita_h.pdf（2017年8月閲覧）

弁膜症④　大動脈弁閉鎖不全症（図4）

1. 作用機序

　心臓の拡張期では通常，大動脈弁が閉じるが，大動脈弁閉鎖不全症では大動脈弁が閉じずに左室に動脈血が逆流し，左室内腔が拡大する.

2. 原因

　動脈硬化に伴う弁そのものの異常や，感染性心内膜炎に伴う弁破壊，もしくは大動脈弁を支える組織の異常により生じることが多い．大動脈炎症候群，急性上行大動脈解離，Marfan症候群などは大動脈基部に異常を生じ，逆流を惹起する（表）.

3. 症状

　急性のものは急激な呼吸苦が出現するが，慢性経過では長期間，無症状のことが多い．その後，労作時呼吸困難

や心不全症状を認めるようになる．冠血流低下による狭心痛も生じることがある.

4. 心エコー所見

　カラードプラ法で大動脈から左室への逆流が拡張期に描出される．弁の接合具合や可動性，癒合，異常構造物などを評価する．上行大動脈の解離の存在や弁輪拡大もチェックする.

AR：aortic regurgitation，大動脈弁閉鎖不全症

● 大動脈弁閉鎖不全症の特徴

原因	● 動脈硬化に伴う弁そのものの異常や感染性心内膜炎に伴う弁破壊，もしくは大動脈弁を支える組織の異常により生じることが多い． ● 大動脈炎症候群，急性上行大動脈解離，Marfan症候群などは大動脈基部に異常を生じ，逆流を惹起する（左表参照）．
血行動態	● 拡張期に大動脈から左室へ血液が逆流するため，左室容量負荷がかかる． ● 拡張期血圧が低下するため，冠血流が低下し，心筋虚血を生じることがある． ● 感染性心内膜炎や急性大動脈解離に伴う急性の閉鎖不全では，急激な容量負荷に耐えきれず心不全となり，緊急手術が必要となることがある．
重症度	● 大動脈造影にて，セラーズ分類に基づいた逆流の定性評価のほか，逆流量や逆流率，逆流口面積によって定量的に重症度を判定する．
症状	● 急性のものは急激な呼吸苦が出現するが，慢性経過では長期間無症状のことが多い．その後，労作時呼吸困難や心不全症状を認めるようになる． ● 冠血流低下による狭心痛も生じることがある．
心雑音	● 胸骨左縁第3肋間を最強点とする拡張期逆流性雑音を特徴とする． ● 逆流血による容量負荷がかかり，大動脈弁の大きさは変わらないため，相対的大動脈弁狭窄を生じ，胸骨右縁第2肋間で収縮期駆出性雑音を聴取する．
胸部X線	● 左室肥大に伴って左第4弓が拡大することがある． ● 大動脈拡大に伴い，左第1弓の突出がみられることがある．
心電図	● 左室容量負荷に伴い，左室高電位所見（V_5誘導のR波＞25mm）がみられることが多い．
心エコー	● カラードプラ法で大動脈から左室への逆流が拡張期に描出される． ● 弁の接合具合や可動性，癒合，異常構造物などを評価する． ● 上行大動脈の解離の存在や弁輪拡大もチェックする．
心臓カテーテル検査	● 大動脈造影によるセラーズ分類評価を行う．
治療	①心不全時，内科的治療（大動脈内バルーンパンピングは逆流を増やすため禁忌） ②左室収縮能にかかわらず手術による弁置換 ③上行大動脈と弁置換を同時に行うBentall手術

心エコーの役割はますます大きく

主な弁膜症について，4つの疾患に絞って述べた．

僧帽弁狭窄症患者が激減している代わりに，僧帽弁閉鎖不全症と大動脈弁狭窄症の患者は著増している．手術適応もまだまだ変わる領域であり，常に新しい知識を身につけなければならない．

心エコーは安静時だけではなく，症状が出にくい人には薬物負荷もしくは運動負荷を行いながらエコーを記録する方法にも応用されている．また，経食道心エコーでなければ評価できないこともある．新しいカテーテル治療に際しても需要があり，昔に比べて心エコーの果たすべき役割が大きくなってきている．今後ますます発展する分野である．

■ 謝辞 ■

本項目の執筆にあたっては，聖マリアンナ医科大学循環器内科 鈴木健吾先生に多大なお力添えをいただきました．ここに感謝の意を表します．

25

3　狭心症

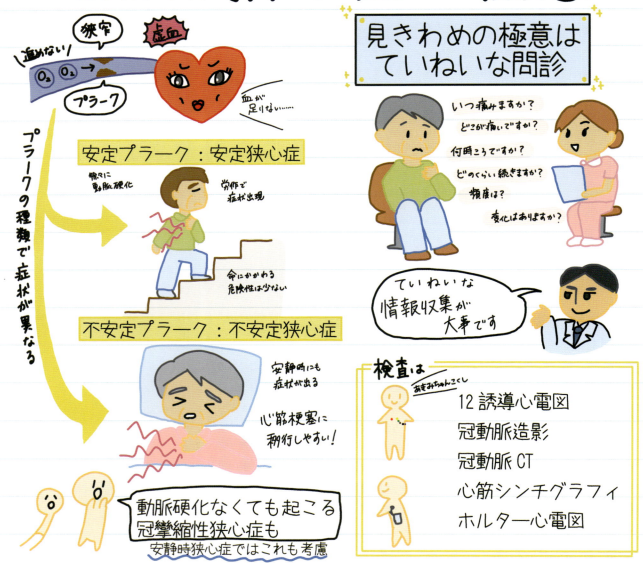

　狭心症は，心筋梗塞とともに，虚血性心疾患に分類される．冠動脈の内腔が狭くなることによって，心筋に十分な血流が行き渡らず，虚血に陥る．狭心症は一般に，安定狭心症と不安定狭心症の2つのタイプに分けられる．その原因には，労作性狭心症と冠攣縮性狭心症が挙げられる．それぞれのタイプの見きわめと，症状，治療，危険因子について把握することが重要である．

冠動脈の狭窄から虚血へ

　心臓には，大動脈の基部から枝分かれした左右の冠動脈（図1）があり，さらに枝分かれした血管で心臓全体に血液を届ける．

　冠動脈は，内径約5mmの血管である．冠動脈の血流が低下すると，心筋への血流が途絶え，心筋が必要としている酸素量が供給されず，心筋が一時的に酸素欠乏状態となる．

　この酸欠状態を「虚血」とよび，狭心症は，虚血性心疾患のひとつである．とくに，冠動脈が完全に詰まった場合は心筋が壊死に陥る心筋梗塞に至り，突然死も起こり得る．

冠動脈狭窄の原因

　冠動脈狭窄の原因には，①血管内壁に脂肪などが垢のように溜まるプラークという肥厚性の病変が形成されることと，②血管の攣縮（スパスム）とがある．プラークは，粥腫ともいう．

　プラークの性状により血管狭窄の起こり方が異なり，これが狭心症の症状と名称の違いにつながっている．

図1　心臓の冠動脈の走行

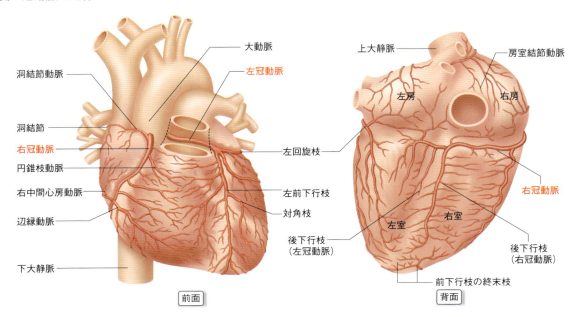

前面

大動脈
左冠動脈
洞結節動脈
洞結節
右冠動脈
円錐枝動脈
右中間心房動脈
辺縁動脈
下大静脈
左回旋枝
左前下行枝
対角枝

背面

上大静脈
房室結節動脈
左房
右房
右冠動脈
左室
右室
後下行枝（左冠動脈）
後下行枝（右冠動脈）
前下行枝の終末枝

- 心臓には，大動脈の基部から枝分かれした左右の冠動脈があり，さらに枝分かれした血管で心臓全体に血液を届ける．
- 冠動脈の血流が低下すると，心筋への血流が途絶え，心筋が必要としている酸素量が供給されず，心筋が一時的に酸素欠乏状態となる．
- この酸欠状態を「虚血」とよび，狭心症は，虚血性心疾患のひとつである．

図2　正常の血管と安定プラーク，不安定プラーク

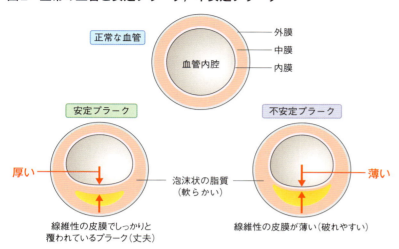

図3　冠動脈の攣縮(スパスム)

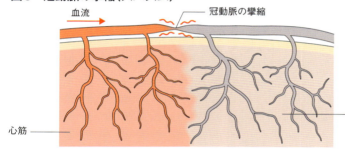

POINT

● 安定プラークは，泡沫状の脂質を多く含まず，プラーク自体が線維性の皮膜でしっかりと覆われることでプラークの破綻は起こしにくい．徐々に動脈硬化が進行する安定狭心症である．

● 不安定プラークは，脂質を多く含んだプラークからできており，線維性皮膜が薄く，プラークが破綻しやすい．プラーク修復のための血栓により急激に血流が途絶し，虚血に至る(不安定狭心症)．

● 安定狭心症，不安定狭心症の機序とは別に，冠動脈の突然の攣縮で起こるのが冠攣縮性狭心症である．

プラークの種類と狭心症

　プラークには，安定プラークと不安定プラークの2種類がある．

1.　安定プラークと安定狭心症

　安定プラークは，泡沫状の脂質を多く含まず，プラーク自体が線維性の皮膜でしっかりと覆われることでプラークの破綻は起こしにくい(図2)．冠動脈の内皮にプラークが徐々に蓄積されて，狭窄がある一定のレベル(有意狭窄)に達すると，虚血をきたす．

　安定プラークが原因で起きる狭心症は，加齢やその他の危険因子の存在によって徐々に動脈硬化が進行する安定狭心症である．

　安定狭心症は，主として身体を動かした労作時に痛みなどの胸部症状が起きることから，労作性狭心症ともよばれる．ある一定のレベルの労作で症状が出現し，「これくらい動くと症状が出る」ということが自分でも経験的にわかるのが特徴である．安定狭心症は，命にかかわる危険性は少ない．

2.　不安定プラークと不安定狭心症

　不安定プラークは，安定プラークと異なり，脂質を多く含んだプラークからできており，線維性皮膜が薄い．そのため，なんらかの原因で皮膜に傷が付くとプラークが破綻し(図2)，その部位にプラークを修復するための血栓が形成される．

　血栓が急激に大きくなると，血管内腔が急速に狭小化し，血流が途絶し，虚血に至る．不安定プラークが原因で起きる狭心症が，不安定狭心症である．不安定狭心症は，48時間以内に心筋梗塞に移行しやすいため，発作時の対応が重要となる．

　不安定狭心症の診断では，「1か月以

表1　狭心症のタイプの特徴と問診項目の例

● 安定狭心症と不安定狭心症

	安定狭心症	不安定狭心症
痛みの場所は？	● 胸痛，胸部圧迫感，心窩部・首・肩・左上肢などへの放散痛などがみられる．	
痛みの発症状況などの特徴は？	● 決まった動作時（歩行時，運動時，階段の昇降時，重い物を持ったとき，寒いときなど）に症状が現れることが多い． ● 安静にしていると症状は改善する．	● 痛みの強度や頻度，持続時間などが増大していくことが特徴である． ● そのため，問診では，「前回からの症状の増悪はあるか？」「1か月以内に新たに出現した痛みがあるか？」「労作時だけでなく安静時にも症状が出るか？」の3つをチェックする．
痛みの持続時間は？	● 症状は数分で消失する．	● 20分以上の痛みの持続や，痛みの増強がある．→急性心筋梗塞への移行の可能性あり！

● 労作性狭心症と冠攣縮性狭心症

	労作性狭心症	冠攣縮性狭心症
痛みの場所は？	● 胸痛，胸部圧迫感，心窩部・首・肩・左上肢などへの放散痛などがみられる．	● 左記のほか，奥歯が浮く，左腕がだるい，といった訴えも多い．
痛みの発症状況などの特徴は？	● 決まった動作時（歩行時，運動時，階段の昇降時，重い物を持ったとき，寒いときなど）に症状が現れることが多い． ● 安静にしていると症状は改善する．	● 基本的に，夜間から早朝にかけての安静時に生じる（ストレスや寒さ，飲酒によって誘発されることもある）．
痛みの持続時間は？	● 症状は数分で消失する．	● 20分以内におさまることが多い．

内に新たに出現した狭心症があるか（患者自身が自然と乗り越えている場合が多い）」「前からあった狭心症の強度，持続時間，頻度の増悪があるか」「労作時だけでなく，安静時にも症状が出るか」の3点をチェックし，確定していく．

表2　狭心症の検査

労作性狭心症	冠攣縮性狭心症
12誘導心電図（負荷心電図）	ホルター心電図
負荷心筋シンチグラフィ 冠動脈CT 冠動脈造影	安静心筋シンチグラフィ 冠攣縮誘発試験

冠動脈の痙攣で起きる冠攣縮性狭心症

　安定狭心症（労作性狭心症），不安定狭心症のほか，動脈硬化の有無にかかわらず生じる狭心症として，冠攣縮性狭心症がある．

　冠攣縮性狭心症は，冠動脈が突然に過収縮（痙攣＝スパスム）を生じ，血流が途絶されて生じる（図3）．

　運動時に発作が起きることはごくまれで，安静時で早朝に発作が起きることが多く，安静時狭心症の大部分が冠

攣縮性狭心症といわれている．原因は血管内皮の異常と考えられているが，詳細は不明である．

狭心症の症状と問診のポイント

　狭心症の症状は多彩である．胸痛が代表的であるが，それ以外にも圧迫感，心窩部痛，背部痛，下顎の違和感などがある．これらの症状について，ていねいな問診を行うことにより，狭心症のタイプを大まかに鑑別することがで

きる．

　表1に，狭心症のタイプ別の特徴と問診項目の例を示す．

狭心症の検査

　狭心症の検査の方法は，労作性狭心症と冠攣縮性狭心症とで異なる（表2）．以下，検査別に解説する．

1. 心電図検査

　狭心症における代表的な心電図変化は，ST変化（ST上昇，ST下降）である．

図4　狭心症における心電図のST変化

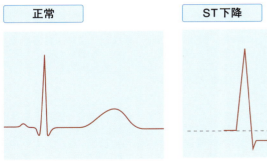

正常	ST下降	ST上昇
	下に凸	上に凸
	● 推定される狭心症の種類：労作性狭心症	● 推定される狭心症の種類：安静時狭心症（冠攣縮性狭心症）

1）労作性狭心症

労作性狭心症は，安静時では症状がないため，負荷心電図による検査を行う．マスター2階段法，もしくはトレッドミルや自転車エルゴメータにより運動負荷をかけ，安静時には認められない心筋虚血や不整脈を誘発して，血圧をモニタリングしながら12誘導心電図をとる．

労作性狭心症では，心電図変化としてST下降（図4）がみられることが多い．

2）冠攣縮性狭心症

冠攣縮性狭心症では，症状が安静時にみられることが多いため，標準12誘導心電図に加え，24時間の記録がとれるホルター心電図の装着も行われる．

ホルター心電図は，自覚症状の有無にかかわらず虚血性心疾患や不整脈治療の必要性を判断するうえで重要な情報が得られる．攣縮に伴う心電図変化はST上昇（図4）を示すことが多い．

2. 心筋シンチグラフィ

心筋シンチグラフィは，微量の放射性同位元素を注射して，核種が正常心筋血流部位に集まり虚血部位には集まらない性質を利用する画像検査である．図5で示すように，冠動脈のすでに虚血が起こっている部位では血流欠損がみられることから，虚血範囲の特定に有用である．

心筋シンチグラフィは，労作性狭心症，冠攣縮性狭心症の両方で行われる．冠攣縮性狭心症の冠動脈は通常，正常であるため，そのまま検査を行っても異常を見つけることはできない．ただし，^{123}I-BMIPPを核種として用いると心筋での脂肪酸と同様の動態を示すことから，数日たってからでも虚血範囲が特定できることがある．

3. 冠動脈検査

1）冠動脈造影

労作性狭心症では，動脈から挿入したカテーテルに造影剤を注入し，心臓のX線写真を撮影することにより，冠動脈の狭窄部位を知ることができる．検査の正確性が高いことが特徴である（図6）．

冠攣縮性狭心症では，冠動脈攣縮誘発性試験としてカテーテル検査を行う．アセチルコリンもしくはエルゴノビンを注入し，冠攣縮（スパスム）を故意に誘発させる．

2）冠動脈CT

冠動脈CTは，労作性狭心症が疑われ，運動負荷が行えない場合などに非侵襲的に行うことができる．動脈硬化に伴う石灰化の部位を把握することもできる（図7）．

狭心症の治療

1. 薬物療法

1）労作性狭心症の薬物療法

労作性狭心症では，心臓の仕事量，すなわち心筋の酸素消費量を減らす目的で，β遮断薬（心拍数を減らす）や硝酸薬のニトログリセリン（心臓へ戻る静脈還流量を減らす）がよく用いられる．

また，血圧の低下は心臓の負担を軽くするため，降圧薬のカルシウム拮抗薬を用いたり，血小板凝集抑制作用のあるアスピリン等が用いられることがある．

図5　心筋シンチグラフィでみる狭心症

心室中部短軸像

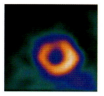

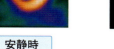

安静時　　　　負荷後

● 安静時（画像左）と負荷後（画像右）を比べると，負荷後に血流欠損がみられる（➡）.

図6　冠動脈造影でみる冠動脈の狭窄

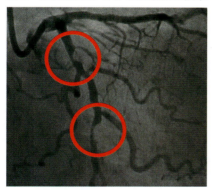

● 左冠動脈回旋枝に，細くなった狭窄部位がみられる（◯）.

図7　冠動脈CTでみる動脈硬化に伴う石灰化

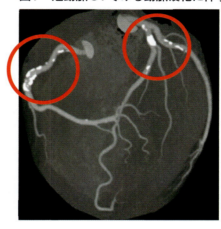

● 動脈硬化に伴う石灰化が白く点状に認められる（◯）.

2）冠攣縮性狭心症の薬物療法

　冠攣縮性狭心症では，発作予防として，冠血管拡張作用を目的にカルシウム拮抗薬の内服と，硝酸薬の内服もしくは貼付剤が用いられる.

　なお，いずれの狭心症も，発作時は即効性のあるニトログリセリンを舌下投与する.

2. 経皮的冠動脈形成術（PCI）

　経皮的冠動脈形成術（PCI）は，プラークにより狭くなった冠動脈を広げる外科的治療法である.

　PCIには，経皮的バルーン血管形成術（POBA）や，ステント留置術，さらに硬くなったプラークをドリルで削る方法もある.

　近年のステントには，プラークが再び血管内側に増殖するのを抑える薬剤が塗布され（通称DES），広く使用されている.

日常生活のていねいな把握がカギ

　狭心症の治療，とくに労作性狭心症の治療では，患者の生活習慣の改善が予後に大きく貢献する. 血圧管理，適正体重の維持，脂質異常の是正，禁煙・節酒の指導など，日常生活のリスク管理が重要である.

　医師，看護師，理学療法士，栄養士など多職種によるチームでのかかわりが望まれるが，なかでも看護師による生活指導や，ていねいな問診による情報収集はその根幹をなすといえるだろう.

PCI：percutaneous coronary intervention，経皮的冠動脈形成術　　POBA：plain old balloon angioplasty，経皮的バルーン血管形成術
DES：drug eluting stent，薬剤溶出ステント

4 心筋梗塞

PICK UP SUMMARY

迅速・的確な対応を！　心筋梗塞

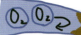 血流途絶　心筋壊死

30分以上経過で心筋壊死

死にそう

死の恐怖

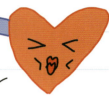 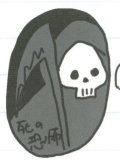 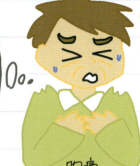

腕が痛いなどだけのことも

高齢者や糖尿病患者では15%は無症状

胸痛

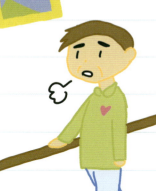 階段5階でも問題なかったのが2階でもきつくなった

平坦な道でも症状が出るようになった
↓
狭心症の増悪

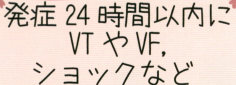 発症24時間以内にVTやVF，ショックなど合併症に注意！！

いたわってね…

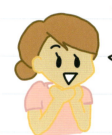 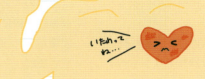 高血圧，糖尿病，肥満，喫煙など危険因子の情報を聴取しましょう

  心筋梗塞後は時間をかけてゆっくり元の生活に戻しましょう

心筋梗塞は，心臓の冠動脈の流れが途絶し，心筋への酸素の供給が行われず壊死に至る疾患である．発症後から病院に到着するまでの間に約2〜3割の患者が死に至ることで知られる．搬送〜入院時から迅速かつ的確な対処が非常に重要であり，そのためのポイントも含めて解説する．

心筋梗塞の疫学

日本人の死因は，第1位のがん（年間約38万人）に次いで，心疾患（高血圧性を除く）による死亡は年間約20万人と，第2位に挙がる．そのうち，急性心筋梗塞は約19％を占める[1].

心筋梗塞の発生機序

1. 冠動脈の閉塞で起きる

心筋梗塞は，冠動脈の内腔が閉塞することで生じる．

詰まる原因は，血栓が発生するためで，これは，不安定プラークが破綻して起きる急性冠症候群（ACS）である．不安定プラークの破綻により，急激な心筋虚血から心筋壊死を生じ，心筋梗塞に至る（図1）．まれに解除されない攣縮により心筋梗塞に至ることがある．

血流が途絶えて30分以上経過すると心筋が壊死に陥るといわれるが，冠動脈に少しでも血流があれば心筋はかろうじて生き残り（高度狭窄），不安定狭心症となる（図1）.

2. 不安定狭心症の増悪

不安定狭心症は48時間以内に心筋梗塞へ移行しやすいため，集中治療室での厳重な管理が望ましい．

新規に発症した狭心症はないか，症状の増悪はみられないかなどを注意深く観察する．その際は，狭心症の診断のポイントである「1か月以内に新たに出現した狭心症があるか（自然と乗り越えている場合が多いので注意が必要である）」「前からあった狭心症の強度，持続時間，頻度の増悪があるか」「労作時だけでなく，安静時にも症状が出るか」をチェックするとよい．

たとえば，それまでは階段を5階まで上がるときに出ていた症状が2階まででも出るようになった，坂道で出ていた症状が平坦な道や安静時にも出るなど，小さい負荷で症状が発現するよ

図1　急性冠症候群のメカニズム

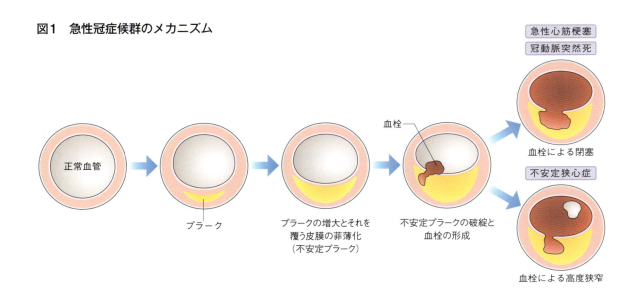

正常血管 → プラーク → プラークの増大とそれを覆う皮膜の菲薄化（不安定プラーク） → 血栓／不安定プラークの破綻と血栓の形成 → 急性心筋梗塞／冠動脈突然死（血栓による閉塞）／不安定狭心症（血栓による高度狭窄）

ACS：acute coronary syndrome，急性冠症候群

表1　虚血性心疾患の危険因子

①年齢（男性60歳以上，女性65歳以上）

②性別（男性，閉経後女性）

③若年性冠動脈疾患の家族歴（男性55歳以前，女性65歳以前）

④総コレステロールあるいは低比重リポ蛋白（LDL）コレステロールの上昇

⑤高比重リポ蛋白（HDL）コレステロールの減少

⑥高血圧

⑦糖尿病（耐糖能異常，インスリン抵抗性）

⑧肥満（とくに内臓肥満）

⑨喫煙

⑩身体を動かすことの少ない生活様式（運動不足）

表2　心筋梗塞の症状の特徴と問診のポイント

痛みの部位は？	●胸痛のほかに，呼吸苦，心窩部痛，背部痛，腕のだるさなどがある. ●「冷汗」が高率にみられることも特徴である. ●心筋梗塞の胸痛は部位の特定がむずかしいことも多い. 放散痛として，顎部（奥歯）や左肩・上腕などの痛みを訴えることもある.
痛みの程度は？	●ときに死の恐怖を感じるような強い痛みとして自覚されることがある. ●高齢者や糖尿病患者など痛みを自覚しない心筋梗塞もあるため注意が必要である.
持続時間は？	●30分以上の持続する安静時痛は，とくにハイリスクと捉える.
随伴症状は？	●消化器症状（嘔気，嘔吐，便意），呼吸困難などを伴うことが多い.

図2　心筋梗塞の経時的心電図変化

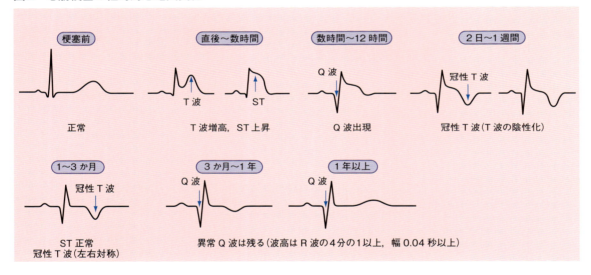

うになったことは，以前からあった狭心症の増悪と判断できる.

　また，虚血性心疾患を生じる危険因子（**表1**）についても注意を払う. 高血圧，糖尿病，肥満，喫煙などについて患者，もしくは家族から情報を聴取する.

心筋梗塞の症状と問診のポイント

　心筋梗塞では，胸痛のほかに，呼吸困難，心窩部痛，背部痛，腕のだるさ，消化器症状など，さまざまな症状を呈する.

　胸痛は，ときに死の恐怖を感じるよ

うな強い痛みとして自覚されることがある.「冷汗」を高率に合併することも特徴である. また，心筋梗塞の胸痛は部位の特定がむずかしいこともしばしばであり，放散痛として顎部（奥歯）や左肩・上腕などの痛みがある.

　症状の持続時間のチェックもポイントとなる. 30分以上の持続する痛みは，

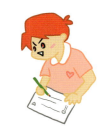

表3　心筋梗塞部位と心電図変化

梗塞部位	ST上昇がみられる誘導
前壁中隔	$V_1 \sim V_4$
側壁	I，aV_L，$V_5 \sim V_6$
下壁	II，III，aV_F
後壁	$V_1 \sim V_2$，もしくは出現せず
広汎前壁	I，aV_L，$V_1 \sim V_6$

表4　Killip分類

I度	心不全徴候なし
II度	軽症〜中等症の心不全．聴診にて全肺野の50％以下でラ音を聴取
III度	中等症〜重症の心不全．全肺野の50％以上でラ音を聴取
IV度	心原性ショック

表5　心筋梗塞の内服治療

抗血小板療法	少量アスピリン．急性期および慢性期における心筋梗塞の再発を予防する．ステント治療後はクロピドグレルもしくはプラスグレルを追加する．
β遮断薬	心筋酸素消費量の減弱，交感神経抑制，抗不整脈作用により再梗塞や心臓突然死を低下させる効果がある．
アンジオテンシン変換酵素阻害薬	心筋梗塞後の心筋の再構築（リモデリング）を予防する．梗塞部位の拡大や左室拡大を抑制することによって，左室収縮能を維持し，心不全予防につながる．
スタチン	コレステロールを低下させるスタチンを処方する．急性冠症候群発症後は生活習慣改善以外に，プラークを安定化させるためにLDLコレステロールを積極的に低下させることが推奨される．
プロトンポンプ阻害薬	抗潰瘍薬．抗血小板薬のなかでも，とくにアスピリンによる消化性潰瘍を予防する．

心筋梗塞のハイリスクと捉える．

　なお，高齢者や糖尿病患者の約15％は，痛みを伴わず，無症状のことがある（無痛性心筋梗塞）．これらのことをふまえ，問診や観察を行う必要がある（表2）．

心筋梗塞の検査

　心筋梗塞の検査として，採血，心電図，胸部X線，心エコー，冠動脈造影が挙げられる．ここでは，採血，心電図，胸部X線検査におけるポイントを以下に示す．

1.　採血

　一般採血では，まず白血球数が上昇し，急性期では赤沈も上昇する．心筋に存在するAST（GOT），LDHなども心筋の破壊に伴い上昇する．

　クレアチンキナーゼ（CK）は，心筋梗塞の診断で最も一般的な生化学マーカーである．発症後4〜8時間で上昇がみられる．CK-MB（クレアチンキナーゼMB分画）は経時的に採血することで，心筋障害の程度を監視できる．

　心筋トロポニン（トロポニンT，トロポニンI）の評価も有用である．トロポニンは心筋の構造タンパクで，一部が細胞質にも存在し，心筋障害時に有意に上昇する．トロポニンや脂肪酸結合蛋白の特性を活かした診断用簡易キットがあり，救急の現場で，より早期の診断のために用いられている．

2.　心電図

　心筋梗塞では，経時的な心電図変化がみられるのが特徴である．

超急性期ではT波の先鋭化がみられ，続いてST上昇をきたす（図2）．また，通常，心電図変化はそれぞれの梗塞部位に対応してみられる．たとえば，II，III，aV_F誘導で心電図変化がみられれば，梗塞部位は「下壁」と考えられる（表3）．

3.　胸部X線

　心筋梗塞による急激な心機能の低下から肺うっ血をきたしていないかを確認する．急性心筋梗塞に伴う心不全の重症度分類として，Killip分類がある（表4）．また，胸部X線検査は，大動脈解離との鑑別の一助ともなる．

図3　血栓吸引，ステント留置を行った下壁心筋梗塞症例

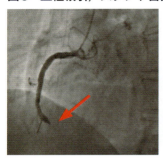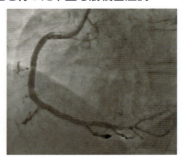

● 右冠動脈に閉塞がみられたが（→ 左画像），吸引カテーテルによる血栓吸引とステント留置により血流が再開した（右画像）.

表6　心筋梗塞で注意すべき合併症

致死性不整脈	心室頻拍（VT），心室細動（VF），房室ブロックなど
心不全・心原性ショック	心不全は心筋梗塞の20〜50％に合併．スワン・ガンツカテーテルで血行動態評価（Forrester分類）
心室自由壁破裂	0.5〜5％に合併．突然ショックとなる．心エコーが有用．
心室中隔穿孔	1〜3％に合併．心エコー（カラードプラ）で左室から右室への短絡血流を認める．
乳頭筋不全・断裂	僧帽弁乳頭筋とその周囲組織に異常をきたし僧帽弁逆流を生じる．乳頭筋断裂（発症5％以下）の場合は致死的となることが多い．心エコーで僧帽弁逆流や断裂した乳頭筋が観察される．

心筋梗塞の治療

1. 薬物治療

来院時など超急性期に使われる薬として，モルヒネ塩酸塩（疼痛緩和），アスピリン（抗血小板療法），ヘパリン（抗凝固療法），ニトログリセリン（硝酸薬），血栓溶解薬（t-PA）などがある．

この場合のニトログリセリンは，前負荷を軽減させて心臓にかかる負担を和らげる意味で有効である．モルヒネ塩酸塩も同様の作用を持つ．なお，カテーテル治療がただちに行える病院では，血栓溶解薬を投与しないことが多い．

超急性期後は，表5のような内服治療を行い，さまざまな病状悪化を予防する．

2. 再還流療法

狭心症と同様に，閉塞した冠動脈を広げ，血流を再開する治療として，カテーテルを用いた血栓吸引，風船治療（POBA），ステント治療がある．

図3に，下壁心筋梗塞で血栓吸引とステント留置を行った症例を示す．なお，カテーテル治療困難例については，外科的治療として緊急の冠動脈バイパス手術が行われることもある．

重篤な合併症に注意

急性心筋梗塞が死に至る原因として，発症24時間以内に心室頻拍（VT）や心室細動（VF）といった致死性不整脈やショックなど，重篤な合併症の存在がある．表6に，注意すべき合併症を示す．

効果的な心リハで徐々に元の生活へ

心筋梗塞の場合，心筋がダメージを受け，心機能が低下しているケースが多い．今まで元気だったからといって同じような生活に急に戻ってしまうことは心臓への負担が大きく，危険である．

そのため，適切な負荷量に基づいた運動療法を行い，時間をかけて元の生活に戻す必要がある．入院中の患者への生活指導などを含めた包括的心臓リハビリテーションが，心筋梗塞の再発予防につながる．

引用・参考文献
1）厚生労働省：平成27年（2015）人口動態統計（確定数）の概況，統計表，第7表 死因簡単分類別にみた性別死亡数・死亡率（人口10万対），2016.
http://www.mhlw.go.jp/toukei/saikin/hw/jinkou/kakutei15/

POBA：plain old balloon angioplasty，経皮的バルーン血管形成術

5 心房細動と心房粗動

PICK UP SUMMARY

心房細動と心房粗動

違いのわかるナースになる!!

心房細動 （不規則）

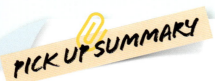

in心房　勝手気ままに興奮!

f波が特徴

基線の揺れ　大きさ異なる

RR不規則!

fibrillation は細動のイミ

80歳以上の1割以上が罹患!

ふぃぶりれーしょん

心房粗動 （どちらかといえば 規則的）

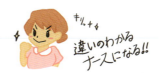

in右心房　300回/分のリエントリ

鋸は のこぎり のイミ

これも鋸歯 → はっぱ

F波が特徴

鋸歯状（きょしじょう と読けます）

羽ばたきするというイミの Flutterの F ⇒ 心房粗動

どうやって治すの？ レートコントロールとリズムコントロール

（心拍数を調整）　（除細動化）

薬物療法

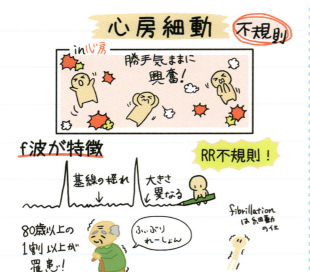

レートコントロール	リズムコントロール
ジギタリス ベラパミル アテノロール	ピルシカイニド フレカイニド ジソピラミド

QT間隔延長や不整脈に注意して観察!

電気的除細動

カルディオバージョン

50〜100ジュール

十分に麻酔をかけてから

カテーテルアブレーション

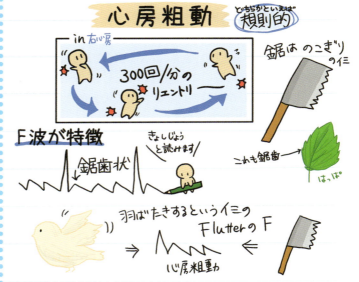

心房細動	心房粗動
肺静脈隔離術	イスムス isthmus

抗凝固療法

左心耳に血栓作りやすい

ワルファリンより新規抗凝固薬のほうが推奨度高いものも

　心房細動とは，心房が勝手気ままに興奮するため，心房本来の規則正しいリズムが失われた状態である．一方，名前こそ似ているが，心房粗動はまったく異なるタイプの不整脈であり，右心房内を旋回するリエントリー性不整脈で，ある程度規則正しいリズムとなる．

　ともに興奮が早すぎると心不全に陥ることがあるが，根本治療が可能である．ここでは，これら2つの不整脈のメカニズムと治療についてやさしく解説する．

心房細動と心房粗動

1. 心房細動とは

　心房細動は，心房内で不規則な電気的興奮が存在し，そのうちのいくつかが伝導路を通って心室に伝わり，不規則な心室の収縮を繰り返す（**図1左**）．

　電気的興奮が不規則に続くことで，心電図では細動波（f波）が記録される．f波は毎分300～500回の頻度で興奮している．

　代表的な心電図を**図2**（p.39）に，右脚ブロックを併発した心房細動の心電図を**図3**（p.39）に示す．

2. 心房粗動とは

　心房粗動は，心房内，とくに右心房内の三尖弁の周りを旋回するマクロリエントリー性の不整脈である（**図1右**）．

　旋回のスピードは毎分300回程度ゆえ，心房粗動に特徴的な鋸歯状波（F波）が毎分300回程度で記録される．リエントリー性不整脈で何回かに1回の割合で刺激が心室に伝わるため，規則正しいことが多い．

　代表的な心電図を**図4，5**（p.40）に示す．

3. 心房細動・心房粗動の基礎疾患

　心房細動・心房粗動は僧帽弁疾患を有する場合に生じやすいほか，心筋症，心不全でも生じる．心臓術後も高頻度に生じる．とくに心房細動に関しては，高血圧や甲状腺機能亢進症，脱水症やストレスによって生じることが知られている．80歳以上の高齢者では1割以上が罹患している．

心房細動・心房粗動の治療法

　治療法は大きく分けて，心拍数を調整するレートコントロール，もしくは除細動化するリズムコントロールに分類される．

　どちらが望ましいかは議論の余地のあるところではあるが，筆者はどちらかというとリズムコントロールにこだわりを持っている．ただし洞調律維持が困難な症例も多く経験する．

図1　心房細動と心房粗動のメカニズム

心房細動と心房粗動は，名前こそ似ているけれど，まったく異なるタイプの不整脈！

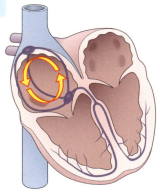

心房細動

心房粗動

● 左右の心房内で勝手気ままな興奮が生じる．

● 右心房内を電気的興奮が旋回する．

図2 心房細動の12誘導心電図

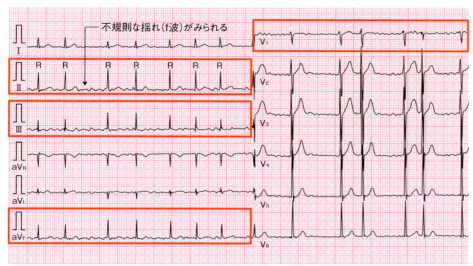

不規則な揺れ（f波）がみられる

- Ⅱ，Ⅲ，aVF，V₁誘導でf波がみられる.

- RR間隔が不規則であるのが最大の特徴である.

f波が特徴　RR不規則！

基線の揺れ　大きさ異なる

80歳以上の1割以上が罹患！

ふぃぶりれーしょん

fibrillation は細動のコトだ

図3 右脚ブロックを合併した心房細動の12誘導心電図

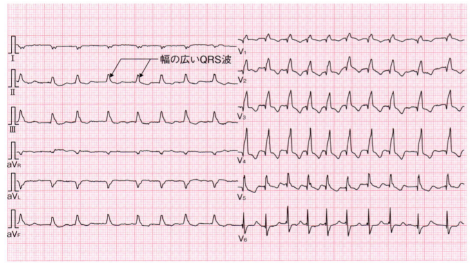

幅の広いQRS波

- 幅の広いQRS波が見受けられるため，一見，心室頻拍と見間違うことがある.

- WPW症候群に心房細動が合併した場合もこれと同じ心電図となることがあり，血行動態が保てないケースもある.

- そうした場合，本物の心室頻拍ではないので"偽性心室頻拍"という.

1. 薬物療法

目的によって，用いる薬物が異なる.

心拍数を調整するレートコントロールには，昔からあるジギタリス製剤，ベラパミル（ワソラン®）やジルチアゼム（ヘルベッサー®）に代表されるカルシウム拮抗薬，アテノロール（テノーミン®）やビソプロロール（メインテート®）に代表されるβ遮断薬が用いられることが多い. 点滴であれば，ランジオロール（オノアクト®）が安全に使用できる. レートコントロール中に除細動されていることをしばしば経験する.

除細動化を目的に用いられる薬剤の代表は，抗不整脈薬のなかのナトリウムチャンネル遮断薬であり，ピルシカイニド（サンリズム®）やフレカイニド（タンボコール®），シベンゾリン（シベノール®），ジソピラミド（リスモダン®）などがそれに該当する. いずれも点滴

WPW症候群：Wolf-Parkinson-White syndrome, ウォルフ・パーキンソン・ホワイト症候群

図4　心房粗動（4：1）の12誘導心電図

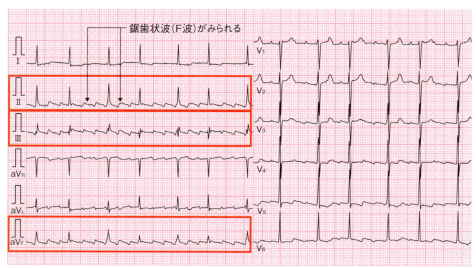

鋸歯状波（F波）がみられる

- Ⅱ，Ⅲ，aV_F誘導で基線がノコギリのような波を示している．これを鋸歯状波（F波）という．

- おおよそF波4回に対して，心室に1回伝導しているため，4：1心房粗動の心電図が記録されている（一部3：1も混在）．

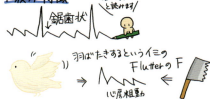

F波が特徴

鋸歯状

きょしじょう
と読けます！

羽ばたきするというイミの
Flutterの F

心房粗動

図5　心房粗動（2：1）の12誘導心電図

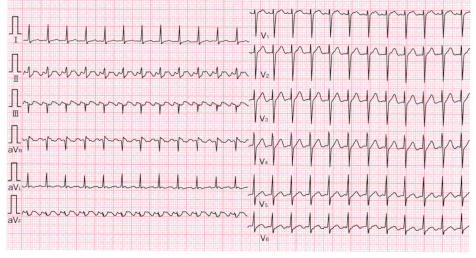

- F波2回に対して房室伝導が1回追従しているのがわかる．

- 心拍数としては約150/分を示す．

と内服の投与方法が選べる．プロカインアミド（アミサリン®）の使用頻度は減っている．

　難治性の場合，レートコントロールに用いる薬剤とともに併用したり，αベプリジル（ベプリコール®）という薬剤を用いたりする．ただし，抗不整脈薬にはさまざまな副作用があり，点滴による除細動を行う場合は必ず心電図モニタで監視をし，QT間隔延長や予期しない不整脈発現などに対して細心の注意が必要である．

2.　電気的除細動

　心室同期をして，カルディオバージョンにて除細動を行う．50ジュールから100ジュールが一般的に用いられる．2相性波形（現場ではbiphasicとよばれる）を用いる場合は，およそ半分の出力で除細動可能と考えられてい

図6　心房細動が生じているとき

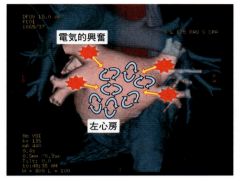

- 秩序なく発生する肺静脈内の電気的興奮（🌟）が左心房内に伝わり，心房細動を生じている．

図7　心房細動へのカテーテルアブレーション（上段）と透視画像（下段）

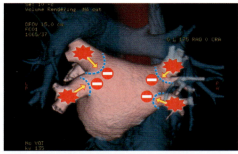

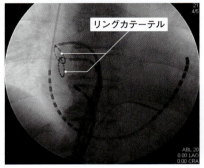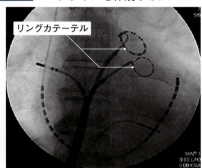

- 4本ある肺静脈から左心房への出口に対して円周状にアブレーションを行い，電流が左心房へ通らないよう，青い点線（------）のようにブロックラインを作成する．

- リングカテーテルを同方向に2本ずつ，左右4か所の肺静脈出口にあてている．

る．洞調律維持を目指す前段階である．

　ショックをかけるときは相当な痛みを伴うため，十分な麻酔をかけたうえで行うことが重要である．血行動態を不安定にする心房細動に対しては，発症48時間以内であれば抗凝固薬の前投薬なしでも除細動可能とガイドラインで提唱されている[1]．

3.　カテーテルアブレーション（心筋焼灼術）

　心房細動に対しては肺静脈隔離術を，心房粗動に対しては下大静脈と三尖弁のあいだにある解剖学的峡部（isthmus；イスムス）に対してアブレーションを行う．

　図6に，心房細動が生じているときの模式図をCT画像に載せて示す．秩序なく発生する肺静脈内の電気的興奮（赤色）が左心房内に伝わり，心房細動を生じていることがわかる．

　これに対し，4本ある肺静脈から左心房への出口に対して円周状にアブレーションを行い，電流が左心房へ通らないように隔離すればよいという発想から，肺静脈隔離術（PVIとよばれることが多い）が生まれた（**図7上段**）．青い点線がブロックラインである．

　図7下段には，リングカテーテルを左右の肺静脈出口にあてている透視画像を示す．これに沿うかたちでアブレーションを行うが，最近では冷凍凝固の技術を応用して，大きくアブレーションを行う道具が出現し，治療法は日々進歩している．

4.　抗凝固療法

　左心房は複雑な形をしており，左心房の機能が悪い，もしくは心房内の血流速度が遅い場合，左心耳という場所に血栓を作りやすくなる．

　血栓がなんらかの拍子に血流にのると塞栓の原因となる．ある程度の期間続いていた心房細動が自然に洞調律に回復するときなどは，とくに危険である．そのため，心房内血栓形成予防のために抗凝固療法を行う．

　心房細動患者の脳卒中発症リスクの評価指標として，わが国にはCHADS$_2$スコアがある．以下に評価項目を列記する．

【CHADS$_2$スコアの項目】

Congestive heart failure：心不全あり	1点
Hypertension：高血圧あり	1点
Age＞75ys：75歳以上	1点
Diabetes mellitus：糖尿病あり	1点
Stroke/TIA：脳卒中／一過性脳虚血発作の既往あり	2点

　CHADS$_2$スコアは6点満点であり，点数が高いほど脳卒中の発症率が上が

PVI：pulmonary vein isolation，肺静脈隔離術
TIA：transient ischemic attack，一過性脳虚血発作

図8　CHADS₂スコア別の年間脳梗塞発症率

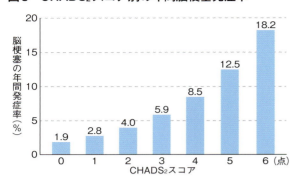

C	Congestive heart failure	うっ血性心不全	1点
H	Hypertension	高血圧	1点
A	Age≧75y	75歳以上	1点
D	Diabetes mellitus	糖尿病	1点
S₂	Stroke/TIA	脳卒中/TIAの既往	2点

合計0〜6点で点数化される．心房細動無治療の場合における脳梗塞の年間発症率はこの合計スコアに比例して高くなり，スコア0点で1.9％，1点で2.8％，そして6点満点では18.2％となる．

Gage BF, et al.：Validation of clinical classification schemes for predicting stroke: results from the National Registry of Atrial Fibrillation. JAMA, 285（22）：2864-2870, 2001. より引用

図9　心房細動における抗血栓療法

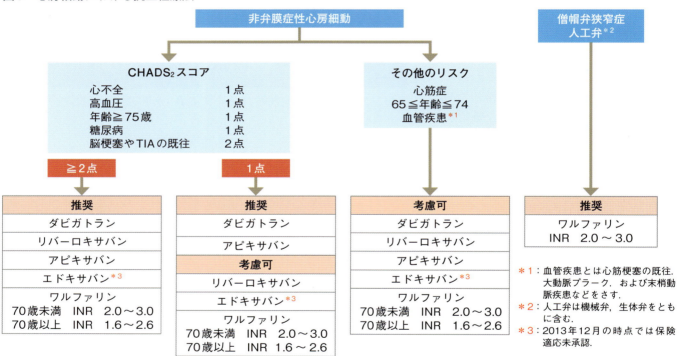

同等レベルの適応がある場合，新規経口抗凝固薬がワルファリンよりも望ましい．

日本循環器学会，日本心臓病学会，日本心電学会，日本不整脈学会（2012年度合同研究班報告）：循環器病の診断と治療に関するガイドライン．心房細動治療（薬物）ガイドライン（2013年改訂版）．http://www.j-circ.or.jp/guideline/pdf/JCS2013_inoue_h.pdf（2017年8月閲覧）より転載

るという評価項目である（**図8**）．

　欧州ではCHA₂DS₂VAScスコアなる評価項目があり，より細かいリスク層別化に用いられている．どちらも点数が0点の場合は抗凝固療法をしなくて

もよいとされる一方で，リスクスコアが低くてもある一定の割合で脳梗塞は発症する可能性があることを認識する必要がある．

　図9に従うと，CHADS₂スコアが

1点以上は抗凝固療法を推奨され，歴史のあるワルファリンよりも直接作用型経口抗凝固薬（DOAC）のほうが推奨度の高いものもある[1]．

DOAC：direct oral anticoagulants，直接作用型経口抗凝固薬

表1　心房細動と心房粗動の鑑別点と特徴

	心房細動 （Atrial fibrillation：AF）	心房粗動 （Atrial flutter：AFL）
機序	心房内の不規則な電気的興奮 in心房　勝手気ままに興奮！	心房内を旋回するリエントリー in右心房　300回/分のリエントリー
好発年齢	高齢者ほど生じやすい （70歳代の約5％，80歳代の約10％に生じ得る）	年齢的特徴なし
心電図の特徴	P波の消失，f波の存在，RR間隔不規則，脚ブロックがなければQRS幅は0.12sec未満	P波が消失し鋸歯状波（F波）出現，RR間隔は規則的なことが多くF波とQRSの追従の比率から「2：1」「3：1」「4：1」などで表記される
代表的心電図	基線が細かく揺れ，P波がない	（例）4：1の心房粗動
規則性	なし	あることが多い
治療法	① 薬物療法：心拍数を調整する（レートコントロール），もしくは除細動化する（リズムコントロール）． ② 電気的除細動：カルディオバージョンにて除細動を行う． ③ カテーテルアブレーション：心房細動に対しては肺静脈隔離術を，心房粗動に対しては下大静脈と三尖弁のあいだにある解剖学的峡部（isthmus；イスムス）に対してアブレーションを行う． ④ 抗凝固療法：心房内血栓形成予防のために行う．	

目覚ましい進歩を遂げた アブレーション

　心房細動と心房粗動について，とくに心電図所見や治療法をできる限りわかりやすい説明を試みた．両者の鑑別点と特徴を表1に簡便にまとめる．

　心房粗動の治療は昔から確立されていたが，心房細動に対するカテーテルアブレーションは近年目覚ましい進歩を遂げ，10年前の方法とはまったく違うものになっている．当初，約半数はアブレーション後も心房細動が再発していたが，症例を選べば今では9割近い成功率を誇る．

　根治可能となったものの，抗凝固療法を行うべき症例も多く，脳塞栓予防に対するリスク層別化を知っておく必要がある．新薬が普及して間もないため，今後も注意深い観察が必要な分野である．

引用・参考文献
1）日本循環器学会，日本心臓病学会，日本心電学会，日本不整脈学会（2012年度合同研究班報告）：循環器病の診断と治療に関するガイドライン．心房細動治療（薬物）ガイドライン（2013年改訂版）．http://www.j-circ.or.jp/guideline/pdf/JCS2013_inoue_h.pdf（2017年8月閲覧）
2）Gage BF, et al.：Validation of clinical classification schemes for predicting stroke: results from the National Registry of Atrial Fibrillation. JAMA, 285（22）：2864-2870, 2001.

6 房室ブロック

PICK UP SUMMARY

房室ブロックって全部危険なの？

モビッツⅡ型と
3度房室ブロックは
危険!!

1度房室ブロックと
ウェンケバッハ型は
治療不要　要観察

鑑別が重要です！

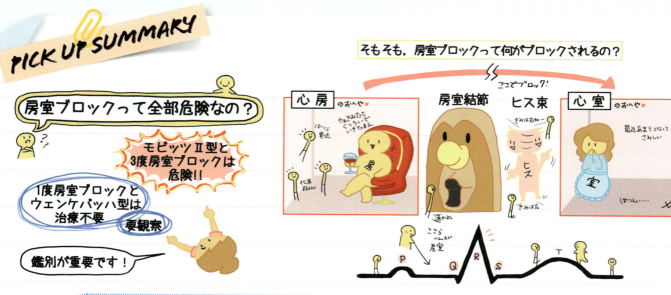

危険じゃないもの　様子をみよう
1度房室ブロック
合言葉：PQ間隔の延長

ウェンケバッハ型　2度房室ブロック
合言葉：だんだん遅くなってQRS波消失

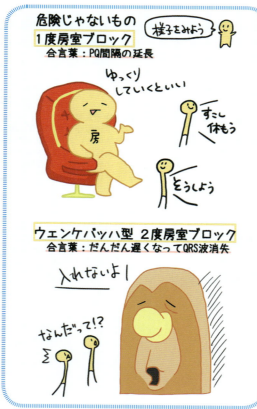

危険なもの　すぐに報告！
モビッツⅡ型　2度房室ブロック
合言葉：突然のQRS波消失

3度房室ブロック
合言葉：バラバラなP波とQRS波

完全ブロック！

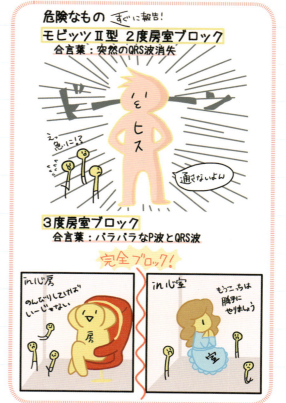

房室ブロックと聞くと，モニタで鑑別できなければならないとか，医師への報告の必要性に関して悩むことが多い不整脈である．

心臓の電気の通り道のことを刺激伝導路というが，なかでも心房から心室への伝導（房室伝導）が悪くなることで生じる徐脈性不整脈が房室ブロックである．ここでは房室ブロックについて，簡単な見極めかたと，緊急性を要するものの鑑別点についてやさしく解説する．

心臓の調律（図1）

心臓は1日に8〜12万回拍動をして，収縮と拡張を繰り返す．通常は洞結節由来の刺激が心臓を興奮させる「洞調律」であるが，これ以外はすべて不整脈に属する．洞結節からの発電は，通常1分間に60〜100回の頻度で起こり，心房・心室内にある電気の通り道（刺激伝導路）を通って，最終的に心室を興奮させ，心筋が収縮し血流を全身に送り出している．

洞結節は，自ら電気的な興奮を発生させる力を持っている．これを"自動能"とよび，後述する刺激伝導路のどこにでも自動能が備わっている．なかでも，洞結節が最も多くの興奮を規則的に作ることができる．

洞結節は60回/分以上でも興奮することが可能であるが，房室結節では50〜60回/分，心室内では30〜40回/分程度しか自発的に興奮することができない．

刺激伝導路と心電図

洞結節より生じた興奮は，心房筋内の伝導路を通り，心房と心室のあいだにある房室結節へ伝わる．房室結節を通り心室に到達した興奮は，ヒス束から右脚と左脚を通過する．実際に心臓の収縮を行う固有心筋への刺激の伝導は，プルキンエ線維を通る（図1）．

心電図とは，心房から刺激伝導路を通り心室筋を興奮・回復させるまでの電気的な興奮を記録したものである．それぞれの電流がどこを通過すればどの波が記録されるか，図2に簡便に示した．

房室ブロックとは

房室ブロックとは，心房から心室への電気の流れが悪くなるか，もしくは電流が流れなくなった状態である．

先ほど示した心電図（図2）のうち，P波ができてからQRS波が続くまでの

図1　心臓の調律

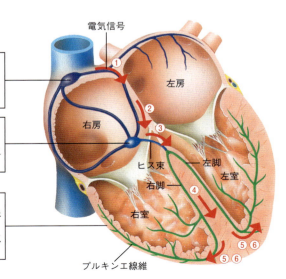

洞結節
●役割：脈拍数を維持する
●自動能：60〜100回/分の電気的興奮を作ることができる

房室結節
●役割：刺激情報を伝達する
●自動能：50〜60回/分の電気的興奮を作る

心室筋
●役割：収縮して血流を全身に送り出す
●自動能：30〜40回/分の電気的興奮を作る

電気信号
左房
右房
ヒス束　　左脚
右脚　　左室
右室
プルキンエ線維

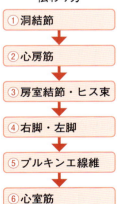

心臓内の電気的興奮の
伝わり方

① 洞結節
↓
② 心房筋
↓
③ 房室結節・ヒス束
↓
④ 右脚・左脚
↓
⑤ プルキンエ線維
↓
⑥ 心室筋

図2　刺激伝導路と心電図の成り立ち

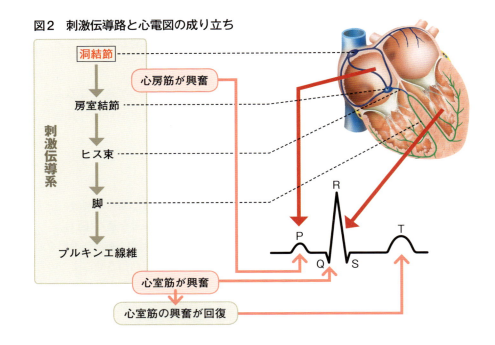

表1　房室ブロックの重症度分類

分類	心電図上の特徴
1度	心房から心室への伝導が遅く，PQ間隔が長い．QRS波の脱落はない
2度　Wenckebach型（ウェンケバッハ型）	PQ間隔が徐々に延長して，QRS波がときどき脱落する．Mobitz（モビッツ）Ⅰ型ともいわれる
2度　MobitzⅡ型（モビッツⅡ型）	PQ間隔の延長がないまま，突然QRS波が脱落する
3度	心房から心室への伝導がまったく伝わらないため，P波とQRS波は無関係に出現する（房室解離）

あいだにさまざまな伝導路を電流が通過しているが，どこで障害が生じても房室ブロックを起こしうる．

　房室ブロックは，重症度順に，1度から3度までに分類される（表1）．

1.　房室ブロックの原因

　器質的な心疾患がなくとも，たとえば迷走神経過緊張やスポーツ心臓で1度房室ブロックやWenckebach型2度房室ブロックはみられる．そのほか，2度房室ブロック以降では，以下のような器質的疾患や病態に合併してみられることがある．

・心筋症：拡張型，肥大型，拘束型のいずれも生じうる．
・心筋虚血：急性心筋梗塞で右冠動脈閉塞の場合に徐脈性不整脈が生じることが多い．
・サルコイドーシス：心臓に病変が来るものはサルコイドーシスのなかでは少ないといわれているが，心サルコイドーシスは高度房室ブロックのほか，心室頻拍等の頻脈性不整脈を

合併することもあり，必ず鑑別しなければならない疾患である．ステロイドにより改善することもある．

・心筋炎：急性期に著明な伝導障害を生じるため，みられることが多い．
・変性疾患：アミロイドーシスなど不可逆性の房室伝導障害をきたす．
・神経疾患：筋ジストロフィーやミトコンドリア病に合併することがある．
・内分泌疾患：甲状腺機能低下症
・膠原病
・感染症
・心臓術後
・薬剤性（β遮断薬，カルシウム拮抗薬，ジギタリス等）
・電解質異常（高カリウム血症）

2.　房室ブロックの症状

　1度房室ブロックとWenckebach型2度房室ブロックでは，通常，症状を伴わない．

　MobitzⅡ型2度房室ブロックや3度房室ブロックでは，動悸，息切れ，めまい，ふらつき，失神，胸部不快感などの心不全症状が出現する．

3.　房室ブロックの心電図

1）1度房室ブロック（図3）

　心房から心室への伝導が遅いだけで，QRS波の脱落はない．PQ時間（P波の始まりからQRSの始まりまで）が0.20秒（通常の心電図で5mm）以上に延長する．

2）Wenckebach（ウェンケバッハ）型2度房室ブロック（図4）

　房室伝導が徐々に途絶えて，一時的に徐脈になる．原因は，房室結節ブロックのなかでもAH（右房−ヒス束）ブロッ

図3　1度房室ブロック

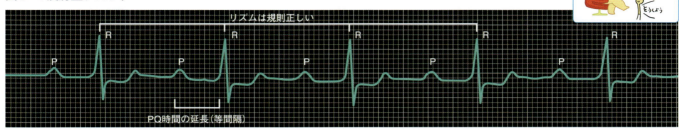

ポイントは
「PQ時間の延長」！

リズムは規則正しい

PQ時間の延長（等間隔）

図4　Wenckebach（ウェンケバッハ）型 2度房室ブロック

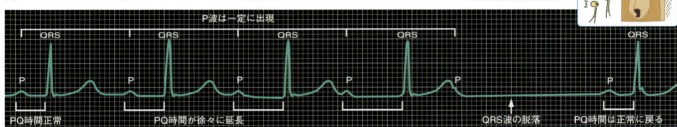

ポイントは
「だんだん遅くなって
QRS波が脱落」！

P波は一定に出現

PQ時間正常　　PQ時間が徐々に延長　　QRS波の脱落　　PQ時間は正常に戻る

POINT

- 1度房室ブロックは，心房から心室への伝導が遅いだけで，QRS波の脱落はない．ウェンケバッハ型2度房室ブロックは，PQ時間が徐々に延びてQRS波が脱落する．

- 1度房室ブロックとウェンケバッハ型2度房室ブロックは通常，症状を伴わないが，モビッツⅡ型2度房室ブロックや3度房室ブロックでは心不全症状が出現する
　→危険度が高い！

クが多い．心電図では，PQ時間が徐々に延びてQRS波が脱落する．Mobitz Ⅰ型ともよばれる．

3) Mobitz（モビッツ）Ⅱ型2度房室ブロック（図5）

PQ時間は一定で，PQ時間の延長を認めずに，QRS波が突然脱落する．原因は，ヒス束−プルキンエ線維のブロック（HVブロック）であることが多い．

図5-上では，3心拍目まではP波と

QRS波はつながっているが，4つ目のP波を数えて直後のQRS波がない．

図5-下は，P波2拍に対してQRSが1拍つながる"2：1房室ブロック"，別名"高度房室ブロック"である．これも，Mobitz Ⅱ型に属する．

4) 3度房室ブロック（図6）

別名，"完全房室ブロック"である．心房から心室へ伝導がまったく伝わっていない．心房と心室はそれぞれの

ペースメーカで心臓を動かそうとする．これを"房室解離"とよぶ．

図6-上ではQRS波で計算する心室調律は34/分であるが，P波で考える心房調律は110/分である．QRSが少ないため，それを補うべく代償性にP波は早くなっている．心拍数では前述のごとく，洞結節のほうが心室よりも作れる自動能は高く，通常はP波のほうが多く，QRSが少ない．

図6-上ではP波とQRS波の関係はバラバラであるが，それぞれは規則正しく刻んでみえる．QRSの幅が狭いため，房室結節のヒス束より上から心室調律が生じていると考えられる．**図6-下**では，P波も60/分程度と減り，QRS波が少なく，幅が広い．ヒス束よりも下の心室調律の可能性がある．

表2に，AHブロックとHVブロックの違いを簡単にまとめる．

図5　Mobitz（モビッツ）Ⅱ型 2度房室ブロック

ポイントは
「突然のQRS波の脱落」！

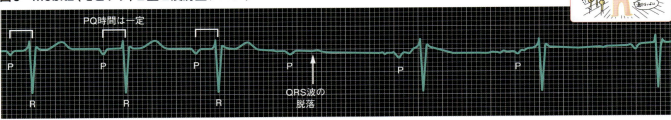

PQ時間は一定

P　P　P　P　P　P
R　R　R

QRS波の
脱落

2：1房室ブロック（高度房室ブロック）

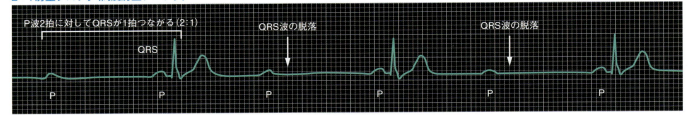

P波2拍に対してQRSが1拍つながる（2：1）

QRS波の脱落　　QRS波の脱落

QRS

P　P　P　P　P　P

図6　3度房室ブロック（完全房室ブロック）

AH（右房－ヒス束）ブロック

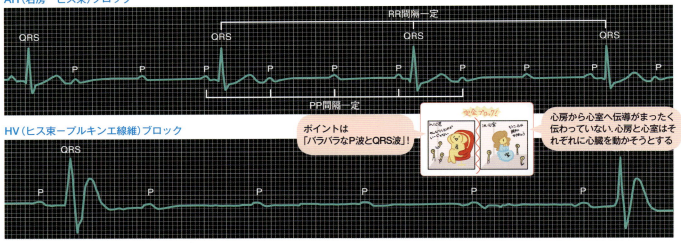

RR間隔一定

QRS　　　　QRS　　　　QRS　　　　QRS
P　P　P　P　P　P　P　P　P　P　P　P

PP間隔一定

HV（ヒス束－プルキンエ線維）ブロック

QRS

ポイントは
「バラバラなP波とQRS波」！

心房から心室へ伝導がまったく
伝わっていない．心房と心室はそ
れぞれに心臓を動かそうとする

4.　房室ブロックの治療法

1）重症なものはペースメーカ治療

　1度房室ブロック，Wenckebach型2度房室ブロックに関しては，症状がなく，通常は治療が不要である．

　それ以外のMobitzⅡ型2度房室ブロック，高度房室ブロック，3度房室ブロックでは，高度な徐脈によるめまいや失神，心不全症状を生じるため，ペースメーカ植え込み術の適応となる．残念ながら，脈を速くするために長期間安定して継続できる内服薬はない．

2）一時的ペースメーカと植え込み型ペースメーカ

　ペースメーカは，脈が遅くならないよう，電気刺激を発生させ心臓を拍動させるものである．体外から刺激を加える一時的ペースメーカ（図7）と，数年間持続する電池とともに体内に植え込んで使用する植え込み型ペースメーカがある（図8）．

　一時的ペースメーカは電池が体外にあり，リードとよばれる電線を右心室に留置する．通常はX線透視下で右心室の適切な場所に持っていく．

　図8に示す植え込み型のペースメー

表2 AHブロックとHVブロックの違い

	AHブロック	HVブロック
病変部位	房室結節	ヒスープルキンエ系
年齢	無関係	高齢者に多い
持続	先天的なものは恒久的，後天的では一過性のことが多い	恒久的なことが多い
伝導系の障害	不可逆的なこともあるが，可逆的なことが多い	不可逆的なことがほとんど
原因	ジギタリス効果，下壁梗塞，心筋炎，開心術後	急性：急性前壁梗塞 慢性：不明
症状	しばしば無症状	通常，症状（＋）

図7 一時的ペースメーカ

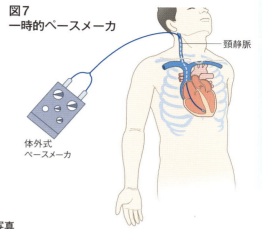

頸静脈

体外式ペースメーカ

図8 植え込み型ペースメーカ

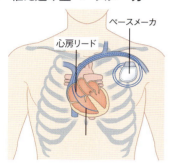

ペースメーカ
心房リード

植え込んだ皮膚の状態

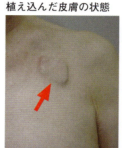

留置後の胸部単純X線写真

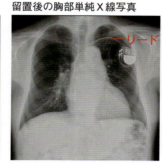

リード

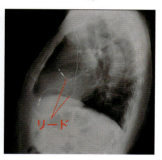

リード

図9 リードレスペースメーカ「Micra™」

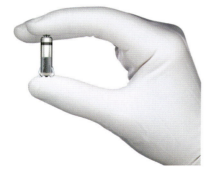

（写真提供：日本メドトロニック株式会社）

カは，電池本体とそこに取りつけるリードからなる．リードは心房リードと心室リードを通常用いるが，心室リードのみ，もしくは心房リードのみのこともある．**図8-左から2枚目**が植え込んだ後の皮下の状態である．痩せた人は電池の形がくっきり見える．**図8-左から3～4枚目**は留置後の胸部単純X線写真である．電線と電池の位置関係に変化がないか，植え込み時の合併症などが生じていないかをチェックする．

3) ペースメーカ治療のトピックス

ひと昔前は，ペースメーカの入った患者はMRI（磁気共鳴画像）室に一生入れないといわれていたが，最新の治療機器として，MRI対応のペースメーカが世に出回っている．

また，わが国でも，電線の存在しない"リードレスペースメーカ"が実用化された（図9）．右心室内に電池と電極が一体型になった数cmのものを置くだけである．今までの植え込み型ペースメーカの電池部分に生じていた皮膚損傷や感染のリスクを軽減させる可能性がある．

＊

ここでは，治療が必要な房室ブロックと，その治療法に関してまとめた．

Mobitz II 型と3度房室ブロックは比較的急な治療を要することがあるが，Wenckebach型では治療が不要であるため，迅速な鑑別ができることが重要である．P波はモニタ心電図ではわからないことがあるので，12誘導心電図で再確認する習慣をつけるとよいだろう．

7 感染性心内膜炎(IE)

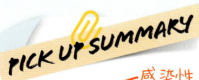

感染性 心内膜炎
Infective endocarditis って何ですのん？

心臓から感染した菌が血行性に全身へまわる全身性敗血症性疾患!!

バイタルサインや身体所見を見極めて早期発見しよう！

未治療だと平均4weeks以内に死亡……

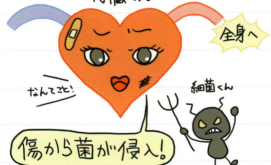

心臓さん

なんてこと！

細菌くん

傷から菌が侵入！

全身へ

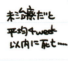

進行はやい!!

意外と重症

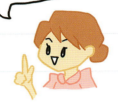

ナースの役割が重要です！

「放っておくと、大変なことになりますよ……！」

見つけよう IE の徴候

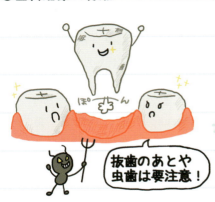

○歯科治療の有無

ぽーたろうさん

抜歯のあとや虫歯は要注意！

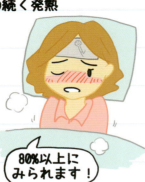

○続く発熱

80%以上にみられます！

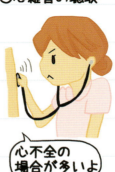

○心雑音の聴取

心不全の場合が多いよ

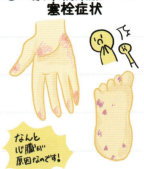

○四肢末梢動脈塞栓症状

なんと心臓が原因なのです！

感染性心内膜炎と聞くとスッとイメージしにくいが，「IE」と聞けば馴染みが深いかもしれない．IEは文字通り，"Infective endocarditis"の頭文字をとったものである．心臓の中にある弁や血管に細菌の集簇を含めた塊を形成し，さまざまな臨床症状を呈する．菌が血行性に全身にばらまかれた病態ゆえ，基本的には重症である．ここではIEについて，発症機序や誘因，症状から治療にいたるまでやさしく解説する．

IEの発症機序

感染性心内膜炎（IE）は，弁膜や心内膜，大血管内膜に細菌集簇を含む疣腫（vegetation，通称"ベジ"）を形成し，菌血症，血管塞栓，心障害などの多彩な臨床症状を呈する全身性敗血症性疾患である．

血流の強い流れやそのほかの原因により，心弁膜など損傷している場所に細菌が付着し，疣腫を形成する．これが進行すると，弁を支える支持組織や弁自体が破壊されてしまい，急激な弁の閉鎖不全症を引き起こし，血行動態の破綻につながる．

図1は，僧帽弁に付着した比較的大きな疣腫のエコー所見である．

表1に，病因となる基礎心疾患をリスクごとにまとめた．また，誘因として考えられるものを表2に示す．誘因の半数は，抜歯を最近行ったか，う歯の存在などであり，歯科治療歴は問診で必ず聞かなければならない．実際のところ，原因不明であることも多い．

図1 感染性心内膜炎のエコー所見

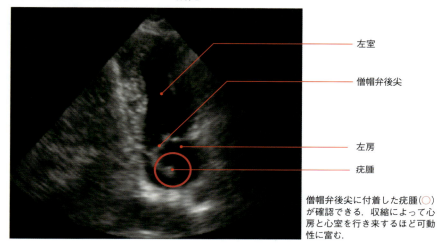

左室
僧帽弁後尖
左房
疣腫

僧帽弁後尖に付着した疣腫（○）が確認できる．収縮によって心房と心室を行き来するほど可動性に富む．

表1 IEの病因となる基礎心疾患

高リスク	中リスク	低リスク
●弁置換術後 ●IEの既往 ●複雑な先天性心疾患（ファロー四徴症など） ●外科的に作られた体肺シャント	●心室中隔欠損（VSD） ●心内膜床欠損（ECD） ●動脈管開存（PDA） ●大動脈縮窄症（CoA） ●僧帽弁閉鎖不全（MR） ●心房細動を伴った閉塞性肥大型心筋症（HOCM） ●逆流や弁肥厚を伴う僧帽弁逸脱（MVP）	●冠動脈バイパス術後

VSD：ventricular septal defect，心室中隔欠損
PDA：patent ductus arteriosus，動脈管開存
MR：mitral regurgitation，僧帽弁閉鎖不全
HOCM：hypertrophic obstructive cardiomyopathy，閉塞性肥大型心筋症
MVP：mitral valve prolapse，僧帽弁逸脱
ECD：endocardial cushion defect，心内膜床欠損
CoA：coarctation of the aorta，大動脈縮窄症

表2 考えられる誘因

●歯科・口腔外科処置：抜歯（原因の約半数）
●動静脈カテーテル留置：中心静脈栄養，血液透析など
●消化器系処置：内視鏡的食道静脈瘤硬化療法，内視鏡的逆行性胆管膵管造影（ERCP）など
●泌尿器系処置：尿道カテーテル留置
●産科系処置：分娩，産褥，人工妊娠中絶
●そのほか：免疫抑制薬や抗がん薬による白血球減少例，後天性免疫不全症候群，糖尿病，麻薬中毒，原因不明

ERCP：endoscopic retrograde cholangiopancreatography，内視鏡的逆行性胆管膵管造影

IE：infective endocarditis，感染性心内膜炎

表3　IEの臨床症状

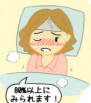

感染症状

● 菌血症が起きてから症状発現までが2週間以内（全体の80％以上を占める）.
● 発熱は80％以上にみられるが, 高齢者ではみられないことがある.
● 細菌性動脈瘤が全身に起こりうる. 易出血性であるため, とくに脳動脈瘤の出現に注意する.

80%以上にみられます！

心症状

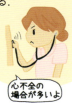

● 新たな心雑音が8割程度の患者で聴取される.

心不全の場合が多いよ

塞栓症状

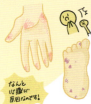

● 全身性塞栓が約4割の患者に生じる. 脾腫や脾梗塞, 腎梗塞に伴う血尿, 脳塞栓や腸間膜動脈塞栓, 中心網膜動脈塞栓に伴う症状が起こりうる.
● 四肢末梢動脈に微小塞栓が飛び, その結果としてさまざまな塞栓症状が起こりうる.

なんと心臓が原因なのです！

図2　さまざまな末梢血管塞栓病変

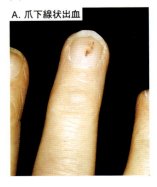

A. 爪下線状出血

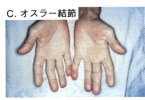

C. オスラー結節

D. Janeway発疹

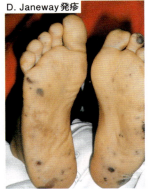

B. 結膜出血斑

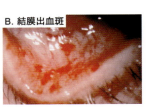

From N Engl J Med, Eleftherios Mylonakis, M.D., and Stephen B. Calderwood, M.D., Infective Endocarditis in Adults, 345, 1318-1330 Copyright © 2015 Massachusetts Medical Society. Reprinted with permission from Massachusetts Medical Society. より許可を得て転載

POINT

● 感染性心内膜炎（IE）では, 「続く発熱」「新たな心雑音」「末梢血管の皮膚症状」といった特徴的な症状がみられる.
● 発症すると命にかかわる危険な疾患であるだけに, 日ごろの問診, 視診, 聴診といったアセスメントでこれらの徴候を見逃さないようにしよう！

IEの臨床症状と身体所見

　感染性心内膜炎（IE）の症状は, 感染症状・心症状・塞栓症状の3つに分類される（表3）.
● 「菌血症が起きてから症状発現までが2週間以内」が, 80％以上を占める.
● 発熱は80％以上にみられ, 最も頻度の高い症状であるが, 高齢者ではみられないことがある.
● 弁破壊に伴う心不全が死因として最多. 新たな心雑音は8割程度で聴取することができる.
● 細菌による血管浸蝕に伴い, 細菌性動脈瘤が全身に起こりうる. 易出血性であるため, とくに脳動脈瘤出現には注意を要する.
● 全身性塞栓は約4割に生じ, 脾腫や脾梗塞, 腎梗塞に伴う血尿, 脳塞栓や腸間膜動脈塞栓, 中心網膜動脈塞栓に伴う症状が起こりうる.
● 四肢末梢動脈に微小塞栓が飛び, その結果としてさまざまな塞栓症状が起こりうる（図2）[1].
● 関節痛や腎不全は1割程度みられ, 神経学的所見はかなりの頻度で生じる.

IEの検査所見

　IE疑いで行われる検査として, 血液培養と経胸壁心エコーがある.
　白血球上昇やCRP陽性など, 一般的な感染由来の所見がみられるほかには, 重症感染症でみられるような貧血や梅毒抗原反応偽陽性, 免疫複合体陽性やリウマトイド因子が陽性を示すこともある. 補体低下は一過性である.

IEの診断基準

　1994年にDuke臨床診断基準が発表

CRP：C-reactive protein, C反応性タンパク

表4　Duke臨床診断基準

*HACEK：*Haemophilus sp*，*Actinobacillus*，*Cardiobacterium*，*Eikenella*，*Kingella*．

大基準	小基準
1. IEに対する血液培養陽性 　A. 2回の血液培養で以下のいずれかが認められた場合 　　（ⅰ）*Streptococcus viridans*，*Streptococcus bovis*，HACEK*グループ（上気道や鼻口腔の常在菌），黄色ブドウ球菌 　　（ⅱ）*Enterococcus*が検出され（市中感染），ほかに感染巣がない場合 　B. 次のように定義される持続性のIEに合致する血液培養陽性 　　（ⅰ）12時間以上間隔をあけて採取した血液検体の培養が2回以上陽性 　　（ⅱ）3回の血液培養すべてあるいは4回以上の血液培養の大半が陽性（最初と最後の採血間隔が1時間以上） 　C. 1回の血液培養でも*Coxiella burnetii*が検出された場合，あるいは抗phase1 IgG抗体価800倍以上 2. 心内膜が侵されている所見でAまたはBの場合 　A. IEの心エコー図所見で以下のいずれかの場合 　　（ⅰ）弁あるいはその支持組織の上，または逆流ジェット通路，または人工物の上にみられる解剖学的に説明のできない振動性の心臓内腫瘤 　　（ⅱ）膿瘍 　　（ⅲ）人工弁の新たな部分的裂開 　B. 新規の弁閉鎖不全（既存の雑音の悪化または変化のみでは十分でない）	1. 素因：素因となる心疾患または静注薬物常用 2. 発熱：38.0℃以上 3. 血管現象：主要血管塞栓，敗血症性梗塞，感染性動脈瘤，頭蓋内出血，眼球結膜出血，Janeway発疹 4. 免疫学的現象：糸球体腎炎，Osler結節，Roth斑，リウマチ因子 5. 微生物学的所見：血液培養陽性であるが上記の大基準を満たさない場合，またはIEとして矛盾のない活動性炎症の血清学的証拠

表5　IE確定とIE可能性

IE確定	●大基準2項目 ●大基準1項目＋小基準3項目 ●小基準5項目
IE可能性	●大基準1項目＋小基準1項目 ●小基準3項目

され，改訂（2000年）を経て，現在でも使用されている（**表4**）[2]．ここで示す大基準，小基準をいくつ満たすかによって，「IE確定」と「IE可能性」に分けられる（**表5**）．

IE診断までの流れ（図3）

　抜歯の既往があり，長く続く発熱を認め，抗菌薬内服に対して効果が乏しい場合は，胸部診察にて心雑音を十分に聴取する必要がある．大きな疣腫が

図3　感染性心内膜炎診断の流れ

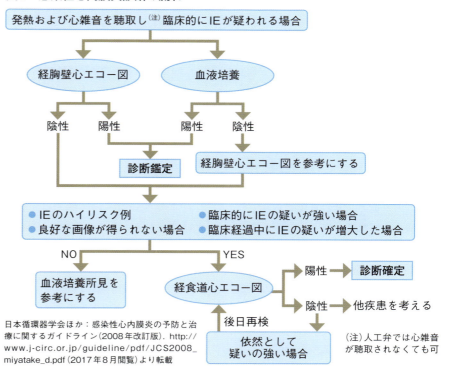

日本循環器学会ほか：感染性心内膜炎の予防と治療に関するガイドライン（2008年改訂版）．http://www.j-circ.or.jp/guideline/pdf/JCS2008_miyatake_d.pdf（2017年8月閲覧）より転載

弁や心内にあれば経胸壁心エコーでもわかるが，臨床的にIEを疑って血液培養を繰り返し施行し，経食道心エコーで確定する場合が多い．

表6　IEの鑑別診断と発症様式

	感染性		非感染性
	急性	亜急性	
代表的な原因菌	黄色ブドウ球菌(頻度が多い) 表皮ブドウ球菌(異物に), 溶連菌 ＊すべて組織破壊性が強い	緑色連鎖球菌 大腸菌, 腸球菌(例外あり) ＊健常者には病原性が少ない弱毒菌	血栓性
発症年齢	高齢者に多い	若年者に多い	
特徴	健常な弁を壊す頻度が高い 弁破壊が強く, 敗血症になりやすい	全身の感染所見に乏しい	
発症様式	数日～数週間(6週以内)の急激な経過	数週～数か月の経過	
基礎疾患	人工弁(術後2か月以内) 静脈内カテーテル使用者	人工弁(術後2か月以降), 弁膜症やリウマチ熱, 先天性心疾患	
合併症	心筋炎→心室瘤・穿孔 細菌塞栓→全身膿瘍	塞栓症	塞栓症
未治療の場合	平均4週間以内に死亡(心不全が最多)	平均6か月以内に死亡する	

表7　外科的治療とその適応

自己弁及び人工弁心内膜炎に共通する病態	
Class I（手術が有効）	● 弁機能障害による心不全発現 ● 肺高血圧(左室拡張末期圧や左房圧上昇)を伴う急性弁逆流 ● 真菌や高度耐性菌による感染 ● 弁輪膿瘍や仮性大動脈瘤形成及び房室伝導障害の出現 ● 適切な抗菌薬投与後も7～10日以上持続ないし再発する感染症状
Class IIa（手術が有効である可能性が高い）	● 可動性のある10mm以上の疣腫の増大傾向 ● 塞栓発症後も可動性のある10mm以上の疣腫が残存
Class IIb（手術の有効性がさほど確立されていない）	● 弁形成の可能性がある早期僧帽弁感染
Class III（手術は有効ではない）	● 上記のいずれにも当てはまらない疣腫

　IEを疑った時点で, 基礎心疾患を持っているか, 誘因となることがあったかなどを聞くことが重要であり, その結果として早期診断と治療が可能となる. 圧倒的に大動脈弁と僧帽弁に疣腫を認めることが多い. わが国には少ないが, 海外では薬物中毒患者の注射の回し打ちに起因する右心系(三尖弁)のIEがしばしばみられる.

　鑑別診断と発症様式, 合併症や予後についてまとめたものを表6に示す.

IEの治療法

　IEの治療には, 内科的治療と外科的治療がある. 弁の破壊進行が早い場合や難治性の場合, 早期の外科的治療(弁置換術など)が必要になる.

　表7に外科的治療の適応をまとめる.「Class I」は手術が明らかに有効なものを示し, 一方,「Class III」は手術が無効もしくは禁忌にあたる. 最近では,「Class IIa」内にある可動性のある10mm以上の大きい疣腫は早期に手術を行う傾向にある[3].

　手術施行の有無にかかわらず, 抗菌薬治療は必要である. 起炎菌が同定される前は広域にカバーできる抗菌薬を用いるが, 同定された後はその菌を狙った抗菌薬治療を最低4週間以上行う(表8).

　現場では2種類以上の抗菌薬治療を行うことが多いうえに, 注射用ペニシリンGカリウム®は頻回の点滴静注が必要であることから, やむをえず中心静脈に留置することもある. しかし, 先述のように中心静脈への留置自体が誘因となるゆえ, できることならば控えたい.

表8　IEの治療（起炎菌同定後）

	自己弁	人工弁（抗菌薬の併用が原則）
ペニシリン感受性 連鎖球菌	ペニシリンG大量　原則4週間 ペニシリンG＋ゲンタマイシン アンピシリン＋ゲンタマイシン *バンコマイシン単独，セファゾリン，セフトリアキソン	ペニシリンG＋ゲンタマイシン4〜6週間 アンピシリン＋ゲンタマイシン *バンコマイシン＋ゲンタマイシン
ペニシリン低感受性 連鎖球菌	ペニシリンG＋ゲンタマイシン アンピシリン＋ゲンタマイシン *バンコマイシン単独	アンピシリン＋ゲンタマイシン *バンコマイシン＋ゲンタマイシン
腸球菌	アンピシリン＋ゲンタマイシン *バンコマイシン＋ゲンタマイシン	アンピシリン＋ゲンタマイシン *バンコマイシン＋ゲンタマイシン
メチシリン感受性 ブドウ球菌	セファゾリン（PcG感受性あればPcGも可）＋ゲンタマイシン バンコマイシン±ゲンタマイシン	セファゾリン（スルバクタム/アンピシリン） ＋ゲンタマイシン±リファンピシン　6〜8週 *バンコマイシン＋ゲンタマイシン
メチシリン耐性 ブドウ球菌	バンコマイシン±アミノグリコシド系	バンコマイシン±アミノグリコシド系 ±リファンピシン　6〜8週
グラム陰性菌 （HACEK含）	セフトリアキソン，セフォタキシム **フルオロキノロン系	左記抗菌薬＋アミノグリコシド系
真菌	（アムホテリシンB±フルシトシン）	（アムホテリシンB±フルシトシン）

*：ペニシリンアレルギー例　　**：セフェム系アレルギー例

IEの予後

　黄色ブドウ球菌に代表される急性細菌性心内膜炎（ABE）は，放置すると4週間以内に死亡する怖い疾患である．

　自己弁の場合，内科治療では50〜90％の死亡率であるのに対し，外科治療を併用することで30％前後まで低下するが，依然として高率な死亡率である．人工弁の内科治療では，ほぼ100％が死に至る．外科治療を合わせても，半数以上の死亡率である．

　亜急性細菌性心内膜炎では，放置していると半年の余命となってしまうが，弁破壊が緩徐に進行するため，時間的猶予は前者に比べればある．

　　　　　　　＊

　IEはなんらかの治療や処置，感染を機に心臓の弁や血管に疣腫を作り，敗血症に至る恐ろしい疾患である．早期発見・早期治療のみが予後改善につながるため，詳細な問診ときめ細やかな診察が必要である．

　四肢の色調の変化やちょっとした体調の変化で見つかることもあり，内科医の手腕が問われる疾患であるとともに，弁破壊が進行するとバイタルサインが激変するため，看護師のファーストタッチが大変重要である．患者は，見た目以上に重症であることを記憶にとどめておこう．

ABE：acute bacterial endocarditis，急性細菌性心内膜炎

POINT

● 感染性心内膜炎（IE）の治療には，内科的治療と外科的治療がある．

● 手術施行の有無にかかわらず，抗菌薬治療は必要である．起因菌が同定される前は広域にカバーできる抗菌薬を用い，同定された後はその菌を狙った抗菌薬治療を最低4週間以上行う．

引用・参考文献
1) Mylonakis E, et al. : Infective endocarditis in adults. N Engl J Med, 345(18) : 1318-1330, 2001.
2) Li JS, et al. : Proposed modifications to the Duke criteria for the diagnosis of infective endocarditis. Clin Infect Dis, 30 (4) : 633-638, 2000.
3) Kang DH, et al. : Early surgery versus conventional treatment for infective endocarditis. N Engl J Med, 366(26) : 2466-2473, 2012.

8 心筋症

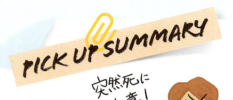

PICK UP SUMMARY

突然死に注意！

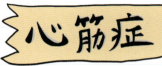 心筋症

 肥大型

 太った　ザマス……

 拡張型

HCM 肥大型心筋症

ここが閉塞すると
HOCM！
突然死注意!!

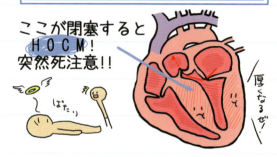

厚くなるぜ！

現場でのモニタ管理や症状傾聴が鍵に！

女性のほうが予後が悪い

30代以降男性多い

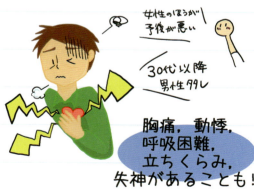

胸痛，動悸，
呼吸困難，
立ちくらみ，
失神があることも！

- ・心雑音聴取
- ・異常Q波，ST-T変化，巨大陰性T波
- ・左室肥大の心エコー　など

DCM 拡張型心筋症

左心室の
びまん性な
収縮障害と拡張

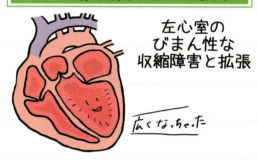

広くなっちゃった

やっぱり男性が多い

サルコメアタンパクの突然変異

階段辛い……

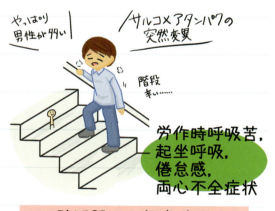

労作時呼吸苦，
起坐呼吸，
倦怠感，
両心不全症状

- ・下肢浮腫，心雑音聴取
- ・BNP上昇
- ・心陰影の拡大，血管陰影の増強　など

心筋症とは，心機能障害を伴う心筋疾患であり，心筋が病的に厚くなるものもあれば，薄くなるもの，硬くなるものも存在する．2008年にヨーロッパ心臓病学会が，心筋症を"心筋に構造的・機能的異常をきたす心筋障害であり，この障害を説明できる冠動脈疾患，高血圧，弁膜症，先天性心疾患を有さないもの"と定義した．

原因や分類にはさまざまなものがあり，心電図異常や息切れ，むくみなどの心不全症状で見つかることが多い．突然死の原因となることもある．なかでも，拡張型心筋症と肥大型心筋症は厚生労働省が定める難病に認定されている．とくに拡張型心筋症は，かつては"心臓のがん"といわれ，2年生存率50％と宣告される時代もあった．今では心不全治療が進歩し，劇的に予後が改善している．

ここでは，心筋症のなかでも遭遇する頻度の高い肥大型心筋症と拡張型心筋症（図1）に絞って，やさしく解説する．

心筋症の分類

2008年に発表されたヨーロッパ心臓病学会の心筋症の分類では，大きく5つに分けられ，前述の肥大型心筋症，拡張型心筋症のほかに，突然予期しない致死性不整脈を生じる不整脈原性右室心筋症や，原因が不明で心臓が硬くなる拘束型心筋症，分類できないもの（分類不能）と示されている[1]．

家族性のものと，そうでないものがあり，先天的なものと後天的なものが混在する（図2）．

肥大型心筋症（HCM）

1. HCMの定義

一般的な心肥大は，心筋重量の増大とともに心室壁肥厚や心筋細胞レベルの機能と形態の変化を伴うが，肥大型心筋症は従来の概念による負荷とは関係なく心筋の肥大が起こり，左心室の拡張能低下を特徴とする．心室内腔の拡大を伴わない．

図1 肥大型心筋症と拡張型心筋症

肥大型心筋症

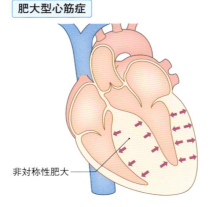

非対称性肥大

拡張型心筋症

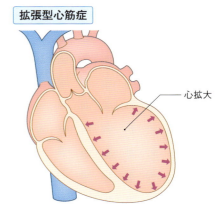

心拡大

図2 心筋症の分類

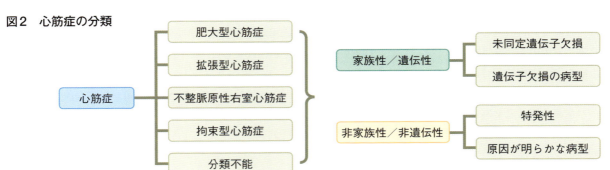

HCM：hypertrophic cardiomyopathy，肥大型心筋症

図3　肥大型心筋症(HCM)の分類

閉塞性肥大型心筋症	非閉塞性肥大型心筋症	心尖部肥大型心筋症

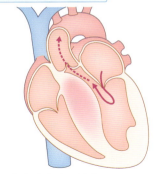 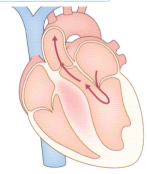 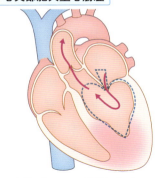

● 左室流出路の狭窄あり

● 左室流出路の狭窄なし

● 内腔がスペード形となる
● 日本で初めて報告された
● 非対称性心室中隔肥厚はみられない

2.　HCMの疫学

わが国での有病率は10万人あたり約400名であり，米国では170名とされている[2),3)].

男女比は男性が約2倍と多く，とくに30代以降で多い．かなり古い報告になるが，わが国における5年生存率は91.5％，10年生存率が81.8％といわれ，女性のほうが予後不良といわれている．2002年に行われた疫学調査では，年間死亡率2.8％のうち不整脈が最多で32％，心不全が23％であった．欧米も同様の傾向にあり，不整脈による突然死が多く，その平均は45歳であった[4)].

3.　HCMの分類（図3）

心筋の肥大は対称性に，同心円状に生じるわけではなく，特徴的なものとしては，左室心室中隔が後壁よりも厚くなる現象を「非対称性中隔肥厚(ASH)」という．中隔肥厚が進行すると左室からの血液の流れ道をふさいでしまい，これをとくに「閉塞性肥大型心筋症(HOCM)」とよぶ．心室の中ほどで心筋が病的に盛り上がり，「中部閉塞(MVO)」パターンを呈するものもある．

日本人が発見した心尖部の心筋肥厚を特徴とする「心尖部肥大型心筋症」というものもある．収縮形態が特徴的で，トランプに出てくる "spade shape" と表されることがある．病気が進行し，心筋が肥大できなくなると痩せてきてしまい，拡張型心筋症のようにいたるものを「拡張相肥大型心筋症(D-HCM)」という．

4.　HCMの症状

無症状のことも多い．出現する可能性のある症状を列記する．

☑ **胸痛**：労作時に出現するもの，関係ないものとさまざまである．心筋が厚すぎることによる相対的心筋虚血，冠微小循環障害や攣縮によると考えられている．

☑ **呼吸困難**：左室拡張障害が進行すると低心拍出に陥り，出現する．心不全を合併しても出現する．

☑ **動悸**：上記の理由，もしくは不整脈や頻脈に起因することもある．

☑ **立ちくらみ・眼前暗黒感・失神**：突然死と直結する可能性がある重要な症状である．左室内圧較差を生じている症例で起きることが多い．不整脈の中でも心室頻拍や頻脈性心房細動などの場合，左室から十分な拍出ができにくくなるため生じる．

5.　HCMの検査所見

下記の検査が行われる．

☑ **身体所見**：中隔肥大に起因する左室流出路狭窄により，頸動脈に放散しない収縮期駆出性雑音を第3，4肋間胸骨左縁で聴取．僧帽弁逆流を合併する症例では心尖部で収縮期逆流性雑音を聴取．心臓が肥大するため十分に進展できず，Ⅳ音を聴取することがある．

☑ **頸動脈波**：急峻な上昇と二峰性ピークを特徴とする（とくにHOCM）．

☑ **心電図**：異常Q波，ST-T変化，陰性T波は巨大陰性T波であることがある．通常，左室肥大所見(V_5の高電位)がみられる（図4）．

☑ **心エコー**：左室肥大とそれに伴う

ASH：asymmetrical septal hypertrophy，非対称性中隔肥厚　　HOCM：hypertrophic obstructive cardiomyopathy，閉塞性肥大型心筋症
MVO：midventricular obstruction，心室中部閉塞性心筋症　　D-HCM：dilated phase of hypertrophic cardiomyopathy，拡張相肥大型心筋症

図4　肥大型心筋症患者の心電図

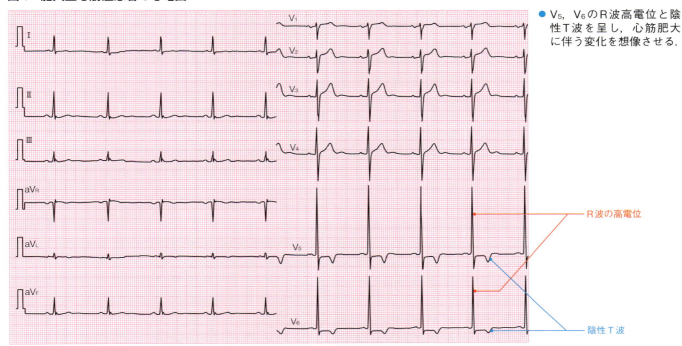

● V5, V6のR波高電位と陰性T波を呈し, 心筋肥大に伴う変化を想像させる.

R波の高電位

陰性T波

内腔の狭小化, ASH, 僧帽弁前尖の収縮期前方運動(SAM)による僧帽弁逆流など(図5). 流出路圧較差を図るために重要な検査となっている.

☑ **心臓MRI**：著明な心筋肥大と容積, 重量が測定できる. 図6に代表的なMRI写真を示す. 健常者と比べて全体的に著明な心肥大をきたしているのがわかる. 心尖部肥大型心筋症は心尖部を中心に肥大をきたす.

☑ **心臓核医学検査**：肥大している心筋への核種の取り込みが低下することが知られており, 脂肪酸代謝障害の存在が報告されている.

☑ **心臓カテーテル検査**：侵襲的治療(たとえばペースメーカ治療や中隔焼灼術など)を前提に行うことがある. 左室内圧較差や流出路圧較差等を直接調べることもある.

図5　肥大型心筋症患者の心エコー

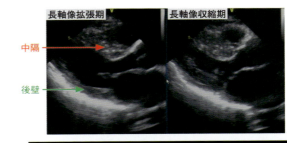

長軸像拡張期　　長軸像収縮期

中隔

後壁

● 後壁に比し, 中隔側の肥厚が目立つ.

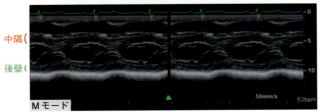

中隔(

後壁(

Mモード

● 中隔側の肥厚が経時的にわかる.

☑ **心内膜下生検**：心筋の錯綜配列の存在が診断に有用といわれるが, これだけでは確定診断にはつながらない. 心筋肥大の存在, 間質の線維化などは参考所見となる.

☑ **遺伝子検査**：約半数は家族内発症. サルコメア構成タンパクもしくは心筋代謝にかかわる遺伝子異常の存在

SAM：systolic anterior motion, 収縮期前方運動

が唱えられている.

6. HCMの治療

残念ながら根本的治療はない.HCM全般には心不全の一般的な治療法が明らかに効果的とされる研究報告がない.そのため,閉塞性肥大型心筋症(HOCM)の圧較差に対する治療,突然死予防,心不全予防に主眼が置かれる.

拡張相肥大型心筋症(D-HCM)にいたった場合は,駆出率の低下した心不全患者に対する治療が必要である.

1) HOCMに対して

通常は大動脈内と左室内は収縮期に圧較差を生じないが,流出路狭窄があると左室内の圧が高まり,大動脈圧が低下する.

左室流出路狭窄を疑った場合,2014年に発表されたヨーロッパ心臓病学会の診断ガイドラインでは,運動負荷心エコーの重要性を説いている(図7)[7].圧較差による胸痛や失神などの症状出現時には,心臓の動きに対して抑制的に働く薬剤を選択すれば圧較差は軽減される.β遮断薬やCa拮抗薬,シベンゾリンなどの抗不整脈薬はそれに該当するため,かなりの頻度で使用される.

重症になれば右心室へリードを留置し,ペースメーカを用いて左室収縮のタイミングを遅らせることで圧較差が軽減される.

中隔肥厚が物理的に血液の通り道をふさいでいる場合,手術による心筋切除術,もしくはカテーテルによる経皮的心室中隔焼灼術も行われる.カテーテルから肥大を助長している左冠動脈

図6　正常心筋と肥大型心筋症患者の心臓MRI

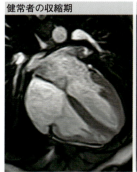
健常者の収縮期

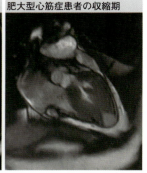
肥大型心筋症患者の収縮期

Kenzaka T, et al.：Magnetic resonance imaging of mid-ventricular obstructive hypertrophic cardiomyopathy. QJM, 106（9）：873, 2013. より許可を得て転載

心尖部肥大型心筋症
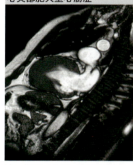
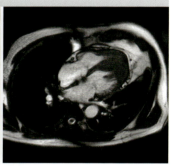

Ha JVV, et al.：Images in cardiovascular medicine. Extensive subepicardial fibrosis in a patient with apical hypertrophic cardiomyopathy with persistent ST-segment elevation simulating acute myocardial infarction. Circulation, 112（3）：e49-e50, 2005. より許可を得て転載

- 上段左が健常者の収縮期,上段右が肥大型心筋症患者の収縮期.心筋の厚みも違っていて,内腔がほとんどなくなっているのがよくわかる.

- 下段は,心尖部が肥大を起こす心尖部肥大型心筋症のMRIである.

中隔枝へアルコールを注入し,心筋を壊死させることで圧較差軽減を目指す.中隔を壊死させることで房室伝導障害が生じやすく,ペースメーカが必要となることが多い.

2) 突然死の予防に対して

HOCMを有している場合,運動をすることで圧較差は助長され,低心拍出状態に陥りやすい.強心薬投与もしかりである.これに対しては運動制限を設ける必要がある.

心筋症はいずれも致死性不整脈を合併しやすいため,植え込み型除細動器(ICD)を不整脈に伴う蘇生例に留置する.新しいガイドラインでは,1次予防であってもハイリスク患者に対してはICDを推奨している[7].一般的に心室頻拍を抑えるため,アミオダロン塩酸塩やβ遮断薬で経過をみることが多い.

3) 心不全に対して

全世界での心不全治療は目覚ましい発展を遂げているにもかかわらず,HCMへの心不全予防効果に関する検討では,明るいニュースが少ない.

ACE阻害薬やβ遮断薬の効果は,

図7　左室流出路狭窄を有する肥大型心筋症患者への診断・治療アプローチ

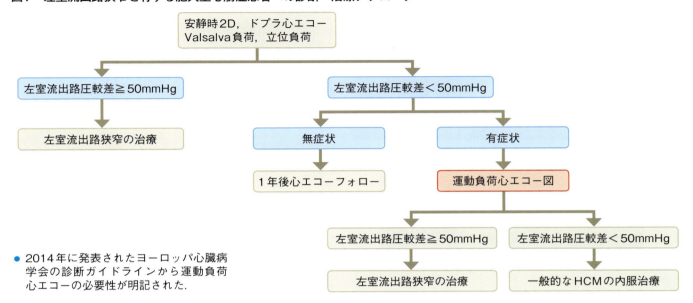

● 2014年に発表されたヨーロッパ心臓病学会の診断ガイドラインから運動負荷心エコーの必要性が明記された.

Elliott PM, et al. : 2014 ESC Guidelines on diagnosis and management of hypertrophic cardiomyopathy: the Task Force for the Diagnosis and Management of Hypertrophic Cardiomyopathy of the European Society of Cardiology (ESC). Eur Heart J, 35 (39) : 2733-2779, 2014. より引用

駆出率の保たれた心筋症患者に対してpositiveな結果が十分出ていない. つまり, 一般的な心不全治療が予後を改善しないタイプの疾患である可能性が高い. 十分な心室拡張時間を設け, 送り出せる血液を狭い内腔にきちんと貯めてから送り出すことが重要となる.

HCMを最も多く合併し, 心不全の原因となる不整脈は心房細動である. 頻脈性心房細動を合併したときは, 低心拍出が著明となり, 容易に心不全に陥るため, 左房内血栓の存在を除外したうえで除細動を要する. カテーテルアブレーションも積極的に行い, 肺静脈を隔離する必要がある.

拡張型心筋症 (DCM)

1. DCMの定義

拡張型心筋症は本来「特発性拡張型

心筋症」とよばれ, 左心室のびまん性な収縮障害と拡張を特徴とする症候群である (図8). ほかの疾患に由来する2次性心筋症や類似したものは除外する必要がある.

2. DCMの疫学

詳細な統計はわかっていない. 平成12年度の報告では人口10万人あたり14名程の患者がいるとされるが[8], 軽症例も含めるとより多くの患者が潜在していると考えられている. 男女比は, 男性が女性の2倍以上と考えられている.

3. DCMの病因

とくにはっきりしたものはないが, 2～3割が, サルコメアタンパクなどの遺伝子突然変異が大きな原因と考えられている. ほかにウイルス性, アル

コール性, 自己免疫異常なども原因と考えられている. 家族性は約2割といわれている.

特定心筋疾患として除外されなければならないのは, 以下のとおりである.

- 虚血性心疾患
- 弁膜症性疾患
- 高血圧性心疾患
- 心筋炎のような炎症性心筋疾患
- 代謝・内分泌性心筋疾患
- Fabry病のような蓄積病
- 膠原病やサルコイドーシスなどの全身性疾患
- 神経・筋疾患
- 産褥後心筋症　など

4. DCMの症状

病初期は無症状のこともあるが, 進行性の疾患であるため, 多くは両心不全症状を呈するようになる.

DCM : dilated cardiomyopathy, 拡張型心筋症

図8　拡張型心筋症患者の心エコー

長軸像拡張期 / 長軸像収縮期

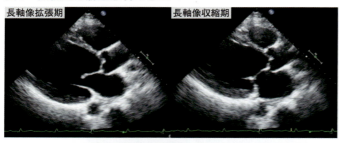

Mモード

中隔(

後壁(

50mm/s

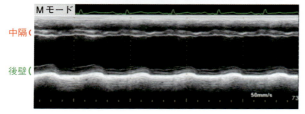

- 上段左が長軸像「拡張期」で，上段右が長軸像「収縮期」．左室の壁運動はあまり目立たない．
- 下段はMモードを示しているが，中隔と後壁に収縮時に元気がない．

図9　肥大型心筋症と拡張型心筋症の心臓MRI画像

肥大型心筋症 / 拡張型心筋症

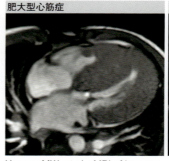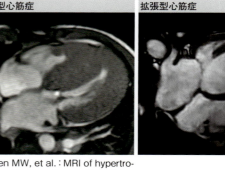

Hansen MW, et al.：MRI of hypertrophic cardiomyopathy：part I, MRI appearances. AJR Am J Roentgenol, 189（6）：1335-1343, 2007. より許可を得て転載

- 肥大型心筋症（左）は全周性に心筋が肥厚しているが，拡張型心筋症（右）では左心室内腔が拡大し，壁が引っぱられているように見える．

☑ **労作時呼吸苦**：初発症状として最も典型的である．肺うっ血と低心拍出の結果として生じる．

☑ **安静時呼吸苦・起坐呼吸**：急性増悪時に肺うっ血を合併すると生じる．

☑ **発作性夜間呼吸困難**：夜寝ているあいだに呼吸困難となる．非常に特徴的な症状である．

☑ **全身倦怠感・易疲労感**：心拍出低下による症状である．

☑ **四肢冷感**：低心拍出が続くと生じる．

☑ **頸静脈怒張・下腿浮腫**：左心不全に続き右心不全症状を呈する．

☑ **顔面浮腫・腹満感・体重増加**：右心不全症状は出現しやすい．

☑ **動悸・失神**：低心拍出による場合と，頻脈性不整脈を合併した場合などに生じる．心室頻拍の場合は突然死と直結する可能性があるので，重要な症状である．

5. DCMの検査所見

下記の検査が行われる．

☑ **身体所見**：臓器うっ血に伴うものと低心拍出に伴うものがある．頸静脈怒張，全身性浮腫，とくに下腿浮腫を認める．聴診上，左室内腔が拡大することで僧帽弁閉鎖不全を生じ，収縮性逆流性雑音を心尖部で聴取することがある．心臓に容量負荷がかかっているため，Ⅲ音を聴取することがあり，Ⅳ音と合わせると，馬が走っているような"奔馬調律"（ギャロップ）を聴取することがある．

☑ **血液検査**：BNP（基準値：18.4 pg/mL以下）の上昇は病勢を反映するといわれている．100 pg/mL以下は臨床上大きな問題はないが，500 pg/mLを超える場合は重症とされている．現在はNT-proBNPが幅広く使われるようになっており，下記が簡易換算式として用いられる．

$$NT\text{-}proBNP ≒ BNP × 4 \sim 6$$

☑ **胸部単純X線写真**：心陰影の拡大や肺うっ血を示唆する血管陰影の増強，胸水貯留時には肋横隔膜角が鈍化する．

☑ **心電図**：特異的な所見はない．病状が進行すると幅の広いQRS波を呈するようになる．

☑ **心エコー**：びまん性の左室壁運動低下と左室内腔拡大を特徴とする（図8）．左室拡大に伴って僧帽弁輪も拡大することで，僧帽弁逆流を生じる．肺高血圧を合併すると三尖弁逆流も増加する．血流のうっ滞する心腔内で血栓形成を認めることがある．

☑ **心臓MRI**：著明な左室拡大を認める．図9に典型的な画像を示す．

☑ **心臓核医学検査**：血流，代謝ともに非特異的に抜けることが多い．心臓交感神経機能を評価できる

図10　拡張型心筋症の治療：心不全に対する治療アプローチの現状

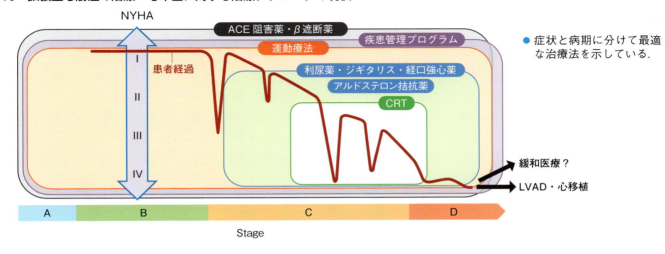

- 症状と病期に分けて最適な治療法を示している.

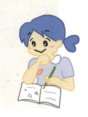

POINT

- ● 拡張型心筋症（DCM）は，わが国で心移植にいたる最も多い原疾患である．心不全の病状が進行しないよう，薬物治療，不整脈の管理，血栓症予防が必要である．

- ● 一方，肥大型心筋症（HCM）においては心不全の一般的な治療法が奏効するとはいえない．そのため，閉塞性肥大型心筋症（HOCM）の圧較差に対する治療，突然死予防，心不全予防に主眼が置かれる．

^{123}I-MIBG心筋シンチグラフィでは病状に合わせて取り込みが変化するため，治療薬の効果判定に用いることができる.

☑ **心臓カテーテル検査**：冠動脈疾患否定のために冠動脈造影が行われる. 重症例には"スワン・ガンツカテーテル"を用いて，右心カテーテル検査から肺動脈楔入圧と心係数を測定し，Forrester分類の評価をされることがある.

☑ **心内膜下生検**：2次性心筋症除外のために行われる. 所見は心筋細胞の変性や間質の線維化を呈するのが一般的である.

☑ **遺伝子検査**：サルコメア構成タンパクもしくはジストロフィン関連タンパクにかかわる遺伝子異常の存在が唱えられている. そのほかさまざまな遺伝子異常によって拡張型心筋症様の病態を呈すと報告されている.

6. DCMの治療

昔に比べ予後はよくなっているが，10年生存率は70％程度といわれ，決して予後のよい疾患ではない. 予後改善のために，心不全の病状が進行しないよう薬物治療，不整脈の管理，血栓症予防が必要である.

治療法（図10）のほとんどは本書の「心不全」（p.10），「補助循環（IABP, PCPS）」（p.111）の項で述べており，そ

れ以外のことに関して，以下に記す.

1）抗凝固療法

血栓症リスクを評価する「CHADS$_2$スコア」の最初を飾るのが，C＝うっ血性心不全の略である. いかに血栓症を合併しやすいかであるが，低心機能であると，心腔内のとくに心尖部に壁在血栓を形成することがある.

また，海外では心房細動合併例は20〜30％とする報告が多い. いずれも抗凝固療法の絶対適応であるが，低心機能で血栓症や心房細動を合併しない例には，抗凝固療法の適応は絶対ではない. 現時点では非弁膜症性心房細動を合併していない限り，DOACは保険

DOAC：direct oral anticoagulants, 直接作用型経口抗凝固薬

適用上認められていない.

2) 不整脈治療

拡張型心筋症に合併しやすい不整脈は心房細動と心室頻拍である. 心房細動はβ遮断薬やアミオダロンによって心拍数コントロールが有用である. 積極的に心房細動に対するアブレーションを行うこともある. 心拍出増大を目的に洞調律化はぜひとも目指したいところである.

心室頻拍に対しては上記の2種類のほかに, 植え込み型除細動器(ICD)や除細動機能の付いた心室再同期療法(CRT-D)が行われることがある. 心室細動合併例はICDやCRT-Dが必要である. 除細動の回数減少を目的に, 心室頻拍の起源がわかる場合はカテーテルアブレーションで治療を追加することがある.

3) 栄養療法

食事・塩分制限等は厳しく行われるが, 果たして栄養に対する介入は十分できているか疑問である.

世界のデータでは, 心不全患者のBMI(体重/身長の二乗)値が大きい人, 言い換えると太っている人のほうが入院後の予後がよい, という "obesity paradox" が唱えられている. 痩せている心不全患者の予後がきわめて悪いということである.

これは循環器疾患に限ったものではなく, 呼吸器, 消化器, 神経疾患にも当てはまる. 痩せた患者をいかに太らせるか, どうやって筋肉や脂肪を蓄積させるか, そのためのカロリーはどれほど必要か, まだ誰も知らない領域である.

看護師から患者にカロリー制限の話をすることがあるかもしれないが, 2次予防の立場では, 科学的には制限に関してわかっていないことが多く, 心不全患者の栄養に対する介入研究が必要である.

心筋再生医療や免疫吸着療法の可能性も

肥大型心筋症(HCM)と拡張型心筋症(DCM)について, 具体的な検査所見や鑑別に関してわかりやすく解説を試みた.

肥大型心筋症は, 収縮能が保たれていながらも心不全を生じることがある疾患として認識しなければならない. 拡張型心筋症は, わが国で心移植にいたる最も多い原疾患であり, 早くから診断することが大切である. ともに突然死の原因となりうる疾患ゆえ, 現場でのモニタ管理や症状への傾聴が鍵となる.

拡張型心筋症に対しては, 効果があるとされる心筋再生医療や免疫吸着療法も将来的には行われるようになるかもしれない. 現時点でできるだけの予後改善に努められるよう, 日頃から精一杯の医療に従事する必要がある.

引用・参考文献
1) Elliott P, et al. : Classification of the cardiomyopathies: a position statement from the European Society of Cardiology Working Group on Myocardial and Pericardial Diseases. Eur Heart J, 29(2) : 270-276, 2008.
2) Kuroda T, et al. : Mass screening of cardiovascular disorders by two-dimensional echocardiography. J Cardiol, 19(3) : 933-943, 1989.
3) Maron BJ, et al. : Prevalence of hypertrophic cardiomyopathy in a general population of young adults. Echocardiographic analysis of 4111 subjects in the CARDIA Study. Coronary Artery Risk Development in (Young) Adults. Circulation, 92(4) : 785-789, 1995.
4) 日本循環器学会：肥大型心筋症の診療に関するガイドライン(2012年改訂版)；循環器病の診断と治療に関するガイドライン(2011年度合同研究班報告).
5) Kenzaka T, et al. : Magnetic resonance imaging of mid-ventricular obstructive hypertrophic cardiomyopathy. QJM, 106 (9) : 873, 2013.
6) Ha JVV, et al. : Images in cardiovascular medicine. Extensive subepicardial fibrosis in a patient with apical hypertrophic cardiomyopathy with persistent ST-segment elevation simulating acute myocardial infarction. Circulation, 112 (3) : e49-e50, 2005.
7) Elliott PM, et al. : 2014 ESC Guidelines on diagnosis and management of hypertrophic cardiomyopathy: the Task Force for the Diagnosis and Management of Hypertrophic Cardiomyopathy of the European Society of Cardiology (ESC). Eur Heart J, 35(39) : 2733-2779, 2014.
8) 松森昭ほか：特発性心筋症の全国調査, 特発性心筋症調査研究班平成12年度研究報告書2000, 40-60.
9) Hansen MW, et al. : MRI of hypertrophic cardiomyopathy: part I, MRI appearances. AJR Am J Roentgenol, 189 (6) : 1335-1343, 2007.

9 大動脈瘤

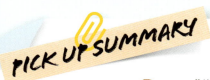
PICK UP SUMMARY

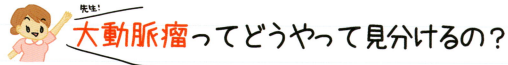
先生！ 大動脈瘤ってどうやって見分けるの？

○ まずはタイプを知りましょう

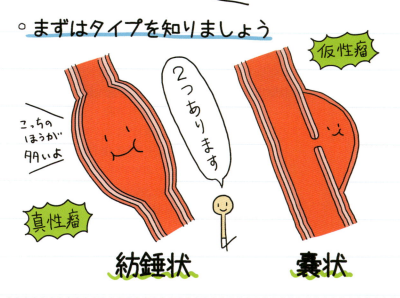

仮性瘤
2つあります
こっちのほうが多いよ
真性瘤
紡錘状　　　嚢状

○ 最も多い原因は動脈硬化です

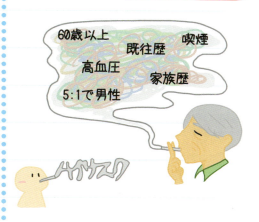

60歳以上　既往歴　喫煙
高血圧　　　家族歴
5:1で男性

○ 無症候が多いですが……

破裂すれば激痛

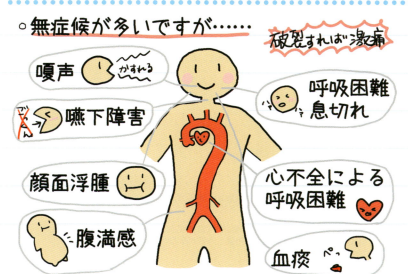

嗄声（かすれる）
嚥下障害
顔面浮腫
腹満感
呼吸困難 息切れ
心不全による呼吸困難
血痰

○ CTで診断します

・偶然見つかったり、検診で見つかったり
・性別で至適手術時期が異なる
・侵襲度が低いステントグラフトが汎用

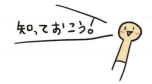
知っておこう。

大動脈瘤とは，胸部大動脈または腹部大動脈の血管壁の一部が全体もしくは部分的に拡大，または突出した状態を示すものである．2種類の形があり，大動脈壁の一部が局所的に瘤のようになったもの，もしくは動脈の直径が同心円状に正常の1.5倍を超えて拡大したものがある．

大動脈瘤の原因は動脈硬化に伴う変化が最も多く，長く無症状で経過するため，偶然に見つかるか，破裂の一歩手前もしくは破裂後発見されることがほとんどである．

ここでは，これら大動脈瘤の診断と治療についてやさしく解説する．

大動脈瘤の疫学

大動脈瘤の発生頻度は，1年間に10万人あたり3〜6名ほどと報告されている[1],[2]．これは過去40年間で3倍以上に増加している計算である．

発症年齢は，男性では70代，女性では80代がピークであり，75歳以上の男性では10名に1名は発症リスクを持っている．わが国では大動脈疾患のために人口10万人あたり8.5名が死亡しており，60歳以上の男性突然死原因の上位を占めるに至る．東京都監察医務院の剖検では1.28％が大動脈瘤破裂と報告されている一方[1]，平成27年のデータでは病死検案数全体に占める大動脈から末梢血管疾患の割合は5.7％と高率であった（図1）．

動脈瘤の形状と形態

動脈瘤の形状は，大動脈全体が拡大する「紡錘状」瘤と，局所的に瘤のように拡大する「囊状」瘤の2種類がある（図2）．その形態を図3に示す．

紡錘状瘤は，動脈壁の3層構造（内膜，中膜，外膜）が保たれている，いわゆる「真性瘤」である．

一方，囊状瘤は3層構造ではなく，瘤自体は外膜のみで覆われている「仮性瘤」であり，大変弱い構造ゆえ破裂しやすい．

解離性瘤は内膜にひびが入り，そこから血管壁内（中膜内）に血液が入り込み「偽腔」を形成する．偽腔は中膜と外膜によって覆われることになる．

図1　病死の疾患別割合

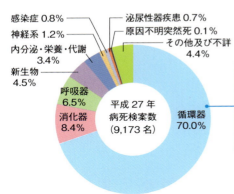

虚血性心疾患	69.2％
脳血管疾患	12.2％
大動脈〜毛細血管疾患	8.1％
その他の心疾患	6.6％
高血圧性心疾患	2.8％
肺性心・肺循環疾患	0.8％
その他	0.5％

東京都福祉保健局 東京都監察医務院：平成28年版統計表及び統計図表，p.25．より転載

図2　動脈瘤の形状

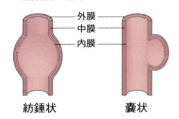

紡錘状　　　　囊状

● 紡錘状瘤は大動脈壁全体が膨らみ，円柱状の左右対称であることが多い．囊状瘤は，大動脈壁の一部分のみが膨らむ．
● 紡錘状瘤のほうが囊状瘤よりも多くみられる．

図3　動脈瘤の形態

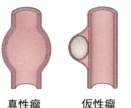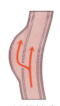

真性瘤　　　仮性瘤　　　解離性瘤

● 真性瘤は動脈瘤自体が内膜・中膜・外膜の3層を有するのに対し，仮性動脈瘤は3層構造でないものを意味する．
● 解離性瘤は，内膜の亀裂により血管壁内（中膜内）に血液が入り込み，中膜層が解離して偽腔を形成する．解離性瘤は中膜と外膜が保たれている．

図4　動脈瘤のできる場所

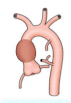
上行大動脈瘤

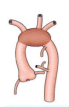
弓部大動脈瘤

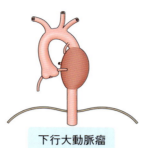
下行大動脈瘤

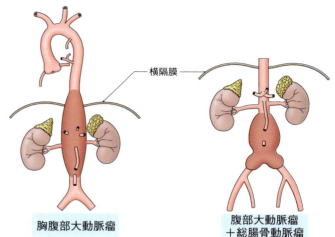
横隔膜

胸腹部大動脈瘤

腹部大動脈瘤＋総腸骨動脈瘤

● 動脈瘤はすべての動脈でできる可能性があり，呼びかたはそれぞれである．

図5　検診で気をつけたい胸部単純X線写真

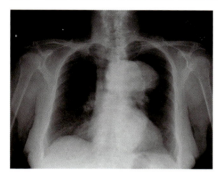

● 左第1弓の著明な突出を認め，本来の血管影と二重影をなしている．このような場合は胸部大動脈瘤の存在を疑う．

図4に動脈瘤ができる場所，図5に動脈瘤のX線写真を示す．

動脈瘤の原因

動脈瘤ができる原因は，以下の5つに分類される．

① 動脈硬化性
② 外傷性
③ 炎症性
④ 感染性
⑤ 先天性

最も多い原因は動脈硬化に伴うもので，とくに高齢者，喫煙者に多い．一般的に動脈硬化を進行させる危険因子を持つ人に多いが，動脈瘤に関する危険因子も存在する．

● 年齢が60歳以上
● 性別は5：1で男性に多い
● 家族歴があれば数倍に膨らむ
● アテローム性動脈硬化症の既往
● 喫煙者および喫煙経験者
● 高血圧

外傷性は刺傷や銃創，交通事故などの受傷後に生じ，仮性瘤が多い．炎症性は後腹膜線維症の亜型と考えられており，腹部大動脈に生じることが多い．感染性では菌血症や敗血症に伴ってできることが多く，全身の血管で生じる仮性瘤である．先天性では結合組織異常に伴うものが多く，マルファン症候群やEhlers-Danlos症候群が有名で，解離性瘤を大動脈に生じることが多く，予後を左右する．

動脈瘤の症状

通常は無症状である．動脈瘤解離や破裂を生じれば激痛を伴う．動脈瘤が大きくなりすぎて，神経や内臓を圧迫することで生じる症状として，大動脈弓部を通る反回神経を麻痺させることに起因して声がかすれる"嗄声"，食道圧迫に伴う"嚥下障害"，気道狭窄による"呼吸困難"や"息切れ"，上行大動脈拡大に伴い大動脈弁逆流が増え心不全を生じることからくる"呼吸困難"，肺圧排による"血痰"，上大静脈を圧迫することで"顔面浮腫"，などが挙げられる．腹部動脈瘤であれば，"腹満感"がある．

瘤が存在すると拡張後には狭窄を認めることがあり，臓器虚血症状を呈することもしばしばである．

大動脈弓部分枝に虚血が生じれば脳

図6　胸部大動脈瘤の診断

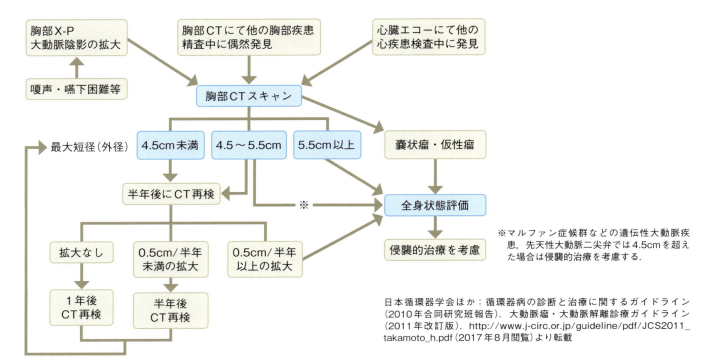

※マルファン症候群などの遺伝性大動脈疾患，先天性大動脈二尖弁では4.5cmを超えた場合は侵襲的治療を考慮する．

日本循環器学会ほか：循環器病の診断と治療に関するガイドライン（2010年合同研究班報告）．大動脈瘤・大動脈解離診療ガイドライン（2011年改訂版）．http://www.j-circ.or.jp/guideline/pdf/JCS2011_takamoto_h.pdf（2017年8月閲覧）より転載

梗塞に伴う症状，脊髄動脈虚血であれば脊髄損傷に伴う運動知覚麻痺，腹部の動脈であれば腹部アンギーナや腸管虚血による症状（下血や腸閉塞），腎動脈虚血であれば腎機能悪化，下肢動脈虚血であれば下肢痛や潰瘍形成など，灌流する臓器により症状はさまざまである．

大動脈瘤の診断

　図6に胸部大動脈瘤の診断アルゴリズムを示す．

　偶然に見つかる場合や検診で異常を指摘され，CTにて診断されることがほとんどである．一般的には胸部大動脈瘤は最大短径が60mm以上で手術を考慮する．それ以下であっても症状がある場合は手術適応となる[2]．

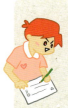

POINT

● 大動脈瘤は通常は無症状であり，他疾患の検査や検診で異常を指摘されるなどして発見されることが多い．

● 動脈瘤解離や破裂を生じれば激痛を伴う．

● 動脈瘤が大きくなりすぎて，神経や内臓を圧迫することで生じる症状として，以下のようなことがある．

・嗄声：大動脈弓部を通る反回神経を麻痺させることにより声がかすれる．
・嚥下障害：食道圧迫に伴う．
・呼吸困難や息切れ：気道狭窄による．
・呼吸困難：上行大動脈拡大に伴い大動脈弁逆流が増え心不全を生じることによる．
・血痰：肺圧排による．
・顔面浮腫：上大静脈を圧迫することによる．

図7　腹部大動脈瘤の診断

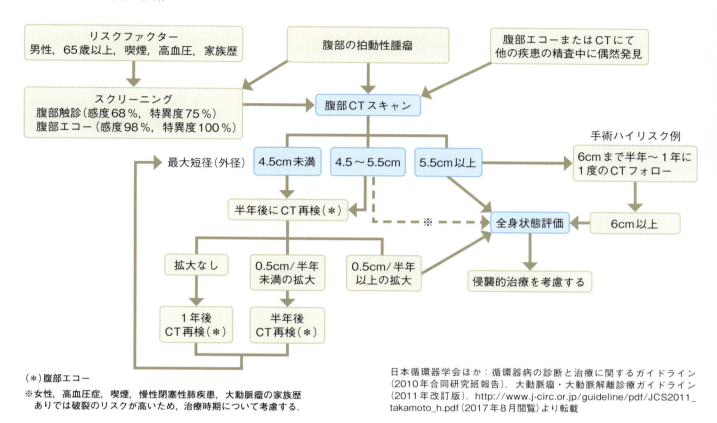

（＊）腹部エコー
※女性，高血圧症，喫煙，慢性閉塞性肺疾患，大動脈瘤の家族歴
　ありでは破裂のリスクが高いため，治療時期について考慮する．

日本循環器学会ほか：循環器病の診断と治療に関するガイドライン
（2010年合同研究班報告）．大動脈瘤・大動脈解離診療ガイドライン
（2011年改訂版）．http://www.j-circ.or.jp/guideline/pdf/JCS2011_
takamoto_h.pdf（2017年8月閲覧）より転載

　図7に腹部大動脈瘤の診断アルゴリズムを示す．

　やはりこちらもCTで診断することが重要である．触診による診断精度は検者に依存するため決して高くない．拡大する速さはその後の治療時期を決めるために重要である．

　性別による至適手術時期が微妙に違うことも知っていなければならない．最大短径が男性55mm以上，女性50mm以上は無条件で手術適応となる[2]．

図8　腹部大動脈瘤の非破裂生存率

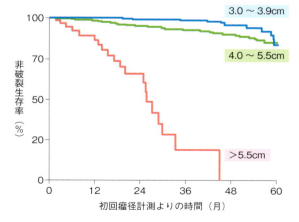

●動脈瘤を発見された時が55mm未満であれば，40mm以下の動脈瘤と比べて非破裂生存率に著変ないが，55mmを超えると2年以内に約半数が破裂し，明らかに予後に影響を及ぼす．

Powell JT, et al.:Clinical practice. Small abdominal aortic aneurysms.
N Engl J Med, 348（19）：1895-1901, 2003. より引用

図9　胸部・腹部大動脈瘤の外科的治療

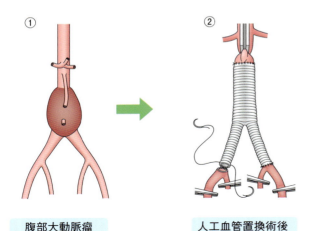

①

②

腹部大動脈瘤

人工血管置換術後

● 腹部大動脈瘤を取り除き，人工血管置換術を受け，腹部大動脈から左右総腸骨動脈まで人工血管となっている．

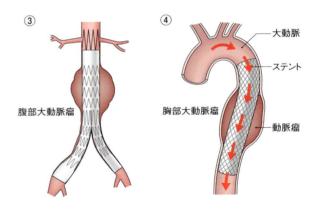

③

④

大動脈

ステント

腹部大動脈瘤

胸部大動脈瘤

動脈瘤

ステントグラフト内挿術後

● ステントグラフト内挿術後の腹部大動脈瘤（③）と胸部大動脈瘤（④）．血液はステントグラフト内を通過するため（➡），これ以上瘤が拡大することがなく，破裂を予防できる．

大動脈瘤の治療

大動脈瘤に対する内科治療と外科治療のどちらが有効かを証明するための二重盲検比較試験は存在しない．倫理的に不可能である．また30mmから50mmの非破裂動脈瘤の拡張を押さえる有効な治療法はない（図8）．

治療法として，以下の3つの側面から説明する．

1. 内科的治療

動脈硬化性危険因子の管理に尽きる．リスク因子をできる限り減少させ，降圧目標を収縮期血圧105〜120mmHgを目指す．ただし，過度な降圧により臓器障害（多くは腎臓）が生じる場合があるため，厳重な経過観察が必要である．

降圧のために用いられるのは，β遮断薬とカルシウム拮抗薬である．β遮断薬が第1選択であるが，降圧作用が弱いために，実臨床ではカルシウム拮抗薬が第1選択となることが多い．

"禁煙"は内科治療の絶対条件となっている．

2. 外科的治療

開胸もしくは開腹後に直視下で動脈瘤を取り除き，人工血管に置換する手術がメインで行われていた（図9①②）．

胸部大動脈瘤に対する人工血管置換術は侵襲度がきわめて高く，上行大動脈や大動脈弓部では再建するべき重要な分枝血管があるため，手術時間が長くなることが多い．

腹部大動脈瘤は侵襲度も胸部ほどで

はなく，次に説明するステント治療が施行困難な症例では今でも多く行われている．

3. ステントグラフト

開胸や開腹をせずにカテーテル的にステントグラフトを動脈瘤内に留置させ，ステントグラフト内を血液が通過するようにして，動脈瘤内に血液が入り込まないようにする治療法である（図9③④）．

屈曲が強すぎる場合や十分な血管径が確保できない場合は無理をせず，人工血管置換術とするが，胸部大動脈瘤，腹部大動脈瘤ともに，侵襲度が外科的手術よりも格段に低く，ステントグラフト症例が著増している．

図10にステントグラフトの留置方法に関して示す．

図10　腹部大動脈瘤に対するステントグラフトの留置方法

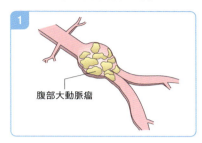

1　腹部大動脈瘤

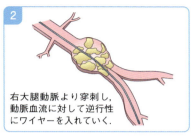

2　右大腿動脈より穿刺し，動脈血流に対して逆行性にワイヤーを入れていく．

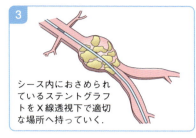

3　シース内におさめられているステントグラフトをX線透視下で適切な場所へ持っていく．

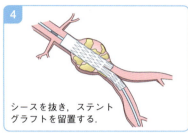

4　シースを抜き，ステントグラフトを留置する．

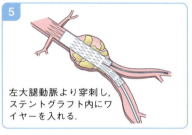

5　左大腿動脈より穿刺し，ステントグラフト内にワイヤーを入れる．

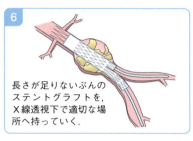

6　長さが足りないぶんのステントグラフトを，X線透視下で適切な場所へ持っていく．

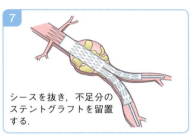

7　シースを抜き，不足分のステントグラフトを留置する．

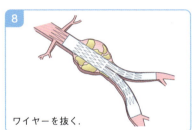

8　ワイヤーを抜く．

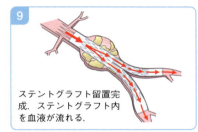

9　ステントグラフト留置完成．ステントグラフト内を血液が流れる．

早期発見とステントグラフトの熟知が重要

　大動脈瘤に関する診断と治療について解説した．

　高齢社会において動脈瘤を持った症例は著しく増えてきている．ふつうは症状がないため，日ごろの検診や診察時に注意しながら接しなければ診断が手遅れとなることが多い．破裂時の生存率は15％未満であるため，これを予防しなければならない．

　ステントグラフト内挿術は以前の手術治療よりも侵襲度が低いため，近年では汎用されている．この治療適応については十分に熟知しておく必要がある．

引用・参考文献
1）堀進悟：大動脈瘤の疫学．日本内科学会雑誌，99（2）：226-230，2010．
2）循環器病の診断と治療に関するガイドライン（2010年合同班研究報告）：大動脈瘤・大動脈解離診療ガイドライン（2011年改訂版）．http://www.j-circ.or.jp/guideline/pdf/JCS2011_takamoto_d.pdf（2017年8月閲覧）

10 肺高血圧

PICK UP SUMMARY

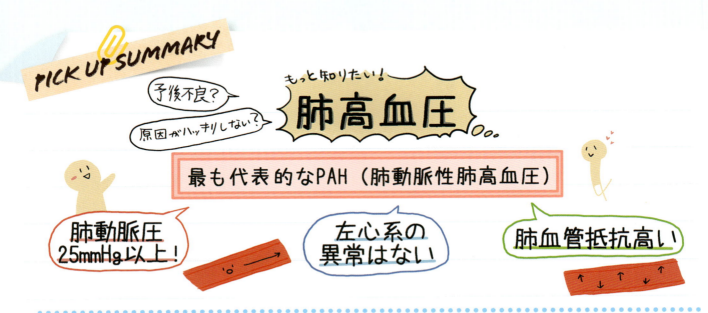

もっと知りたい！
肺高血圧...

予後不良？
原因がハッキリしない？

最も代表的なPAH（肺動脈性肺高血圧）

肺動脈圧 25mmHg以上！

左心系の異常はない

肺血管抵抗高い

最新の分類はコレ！

in 2013 @ ニース

第1群　肺動脈性肺高血圧症（PAH）　→ 4.2%
第2群　左心性心疾患に伴う肺高血圧症　→ 78.7% 最多!!
第3群　肺疾患および／
　　　　または低酸素血症に伴う肺高血圧症　→ 9.7%
第4群　慢性血栓塞栓性肺高血圧症（CTEPH）　→ 0.6%
第5群　詳細不明な多因子のメカニズムに伴う
　　　　肺高血圧症

こんな人は要注意！

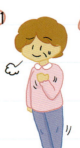

女性：男性＝2：1

平均初発年齢 42歳

左心疾患に伴うものが多い

易疲労感
息切れ
胸痛
失神
咳
下腿浮腫
腹満感

疲れた…

疑う徴候や既往歴があったら……

心エコー
心電図
肺拡散能
胸部CT
シンチグラフィ
心臓カテーテル検査による肺動脈圧の実測

早期診断 早期治療 介入を！

最終診断

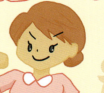

重症になればなるほど看護師の介入が増える！

疾患の存在を常に疑うことが重要

肺高血圧とは，肺動脈の血圧が高くなっている状態で，原因にはさまざまな疾患が存在する．結果として心拍出量が減り，全身への酸素供給も不十分となり，心不全（とくに右心不全）を生じる．

なかでも原因がはっきりしていない肺動脈性肺高血圧（PAH）は稀少な疾患で，厚生労働省が定める難病に認定されている．かつては5年生存率が40％程度といわれ，予後不良な疾患の代表であったが，内服もしくは点滴治療が全国で可能となり，今では70〜80％まで5年生存率が改善している．

肺高血圧とPAHは厳密には異なる．ここでは，これら肺高血圧の診断と治療についてやさしく解説する．

肺高血圧の定義

肺高血圧は，肺小動脈の原因不明の内腔狭窄による持続性かつ進行性の肺動脈圧上昇（平均肺動脈圧25mmHg以上）を認める病態の総称である（**図1**）．なかでも最も典型的な肺動脈性肺高血圧（PAH）の診断基準は，以下の①〜③と定義されている．

①**右心カテーテル検査で平均肺動脈圧が25mmHg以上**

②**肺動脈楔入圧は正常（左心系の異常はない）であることが必須**

③**肺血管抵抗が3 Wood unit（240 dyne・sec・cm^{-5}）以上**

肺高血圧の分類

この疾患を語るうえで，必ず認識しておかなければならないのは分類である．

5年ごとに開催される国際会議のたびに定義が変わり，最新のものは2013年にフランスのニースで開催された「ニース分類」が使われている（**表1**）．

肺高血圧の疫学

2014年度の調査結果では，PAHの認定患者数は全国で2,299名であった．男女比は女性が男性の2倍多いことがわかっており，平均発症年齢は約42歳である．

心エコーにて肺動脈収縮期圧が40mmHg以上と推定すると，前述の第1群が4.2％，第2群が最多で78.7％，第3群が9.7％，第4群は0.6％であった[2]．

一般的には左心疾患に伴う肺高血圧

図1　肺高血圧とは

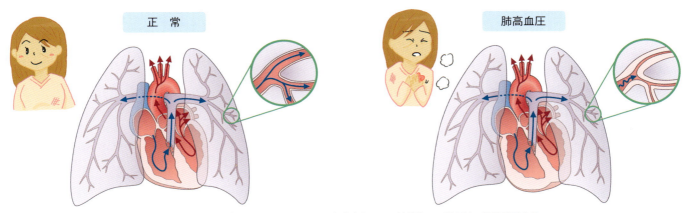

正常 肺高血圧

● 肺高血圧とは，「肺小動脈の原因不明の内腔狭窄による持続性かつ進行性の肺動脈圧上昇（平均肺動脈圧25mmHg以上）を認める病態」の総称である．

PAH：pulmonary arterial hypertension，肺動脈性肺高血圧

表1　再改訂版肺高血圧症臨床分類

第1群. 肺動脈性肺高血圧症（PAH）	第2群. 左心性心疾患に伴う肺高血圧症
1) 特発性肺動脈性肺高血圧症 　（idiopathic PAH：IPAH） 2) 遺伝性肺動脈性肺高血圧症 　（heritable PAH：HPAH） 　　1. BMPR2 　　2. ALK1, endoglin, SMAD9, CAV1 　　3. 不明 3) 薬物・毒物誘発性肺動脈性肺高血圧症 4) 各種疾患に伴う肺動脈性肺高血圧症 　（associated PAH：APAH） 　　1. 結合組織病 　　2. エイズウイルス感染症 　　3. 門脈肺高血圧症 　　4. 先天性心疾患 　　5. 住血吸虫症	1) 左室収縮不全 2) 左室拡張不全 3) 弁膜疾患 4) 先天性／後天性の左心流入路／流出路閉塞
	第3群. 肺疾患および／または低酸素血症に伴う肺高血圧症
	1) 慢性閉塞性肺疾患 2) 間質性肺疾患 3) 拘束性と閉塞性の混合障害を伴う他の肺疾患 4) 睡眠呼吸障害 5) 肺胞低換気障害 6) 高所における慢性曝露 7) 発育障害
	第4群. 慢性血栓塞栓性肺高血圧症（CTEPH）
第1'群. 肺静脈閉塞性疾患（PVOD）および／または肺毛細血管腫症（PCH） **第1"群. 新生児遷延性肺高血圧症（PPHN）**	**第5群. 詳細不明な多因子のメカニズムに伴う肺高血圧症** 1) 血液疾患（慢性溶血性貧血，骨髄増殖性疾患，脾摘出） 2) 全身性疾患（サルコイドーシス，肺ランゲルハンス細胞組織球症，リンパ脈管筋腫症，神経線維腫症，血管炎） 3) 代謝性疾患（糖原病，ゴーシェ病，甲状腺疾患） 4) その他（腫瘍塞栓，線維性縦隔炎，慢性腎不全） 区域性肺高血圧

- 第1群：PAHは発症機序が不明であるが，肺動脈自身になんらかの変化をきたしたために生じたと考えられる．第1群も細分化されており，とくに誘因を特定できないものを特発性PAH（IPAH）とよび，家族歴を有するものは遺伝性PAH（HPAH）とよばれる．全国に2,000名以上いる（難病情報センターのデータより）．結合組織病に合併するPAHは，IPAHやHPAHよりも多く存在していると考えられている．

- 第2群：左心系疾患による肺高血圧症は，肺動脈楔入圧が15mmHg以上あることを特徴とする．左室収縮機能障害，左室拡張機能障害，弁膜症，先天性／後天性の左心流入路／流出路閉塞の4つに細分化されている．

- 第4群：器質化した肺動脈内血栓により広範囲に肺動脈が慢性的に閉塞し，肺高血圧を呈する．いわゆるエコノミークラス症候群（肺塞栓症）が器質化したものと考えられている．肺血流シンチグラフィが診断の一助となり，2013年の時点では全国で2,000例以上が診断されている．

Simonneau G, et al.：Updated clinical classification of pulmonary hypertension.J Am Coll Cardiol, 62 (25 Suppl)：D34-D41, 2013. より引用

が多いとされているが，肺高血圧症の英国レジストリーデータからは，第1群が最多であり，第4群が2番目であった．

わが国において第1群の結合組織病に伴う肺動脈性肺高血圧では，全身性強皮症や混合性結合組織病が多いと報告されている．

肺高血圧の発生機序

肺高血圧の発生機序（図2）はさまざまであり，原因のわからないものもあるが，大きく以下の4つに分類される．

①**肺血流の増加**（例：右左シャントをもった先天性心疾患）
②**肺血管床の機能的減少**（例：低酸素に伴う肺血管攣縮，睡眠時無呼吸，

図2　肺高血圧の発生機序

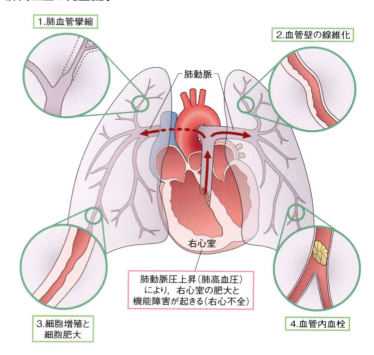

1.肺血管攣縮
2.血管壁の線維化
肺動脈
3.細胞増殖と細胞肥大
4.血管内血栓
右心室
肺動脈圧上昇（肺高血圧）により，右心室の肥大と機能障害が起きる（右心不全）

表2　肺高血圧症機能分類

	NYHA心機能分類	WHO肺高血圧症機能分類
Ⅰ度	通常の身体活動では無症状	身体活動に制限のない肺高血圧症患者 ●普通の身体活動では呼吸困難や疲労，胸痛や失神などを生じない．
Ⅱ度	通常の身体活動で症状発現，身体活動がやや制限される	身体活動に軽度の制限のある肺高血圧症患者 ●安静時には自覚症状がない．普通の身体活動で呼吸困難や疲労，胸痛や失神などが起こる．
Ⅲ度	通常以下の身体活動で症状発現，身体活動が著しく制限される	身体活動に著しい制限のある肺高血圧症患者 ●安静時には自覚症状がない．普通以下の軽度の身体活動で呼吸困難や疲労，胸痛や失神などが起こる．
Ⅳ度	どんな身体活動あるいは安静時でも症状発現	どんな身体活動もすべて苦痛となる肺高血圧症患者 ●これらの患者は右心不全の症状を表している．安静時にも呼吸困難および／または疲労が見られる．どんな身体活動でも自覚症状の増悪がある．

呼吸器疾患)

③肺血管床の器質的減少(例：慢性閉塞性肺疾患，間質性肺炎，肺線維症，慢性肺血栓塞栓症など)

④肺静脈圧の上昇(例：僧帽弁疾患や左心疾患，肺静脈閉塞性疾患)

肺高血圧の症状

病初期は無症状であるが，以下の症状がしだいに出現する．

☑ 易疲労感

☑ 息切れ(とくに労作時)

☑ 胸痛

☑ 失神

☑ 咳

☑ 右心不全に伴う下腿浮腫，腹満感など

WHO肺高血圧症機能分類(表2)があり，これらの症状がどの程度の労作により生じるかを層別化したものである．心不全におけるNew York Heart Association分類ときわめて似ている[3]．

肺高血圧の検査

診断に必要なアルゴリズムを図3に示す[4]．

検査でとくに重要とされているのが，心エコー，心電図，胸部単純X線写真，肺拡散能，胸部CT，肺換気血流シンチグラフィなどである．最終診断には心臓カテーテル検査による肺動脈圧の実測が重要となる．

早期診断・早期治療介入が予後に大きく影響を及ぼすため，疾患の存在を常に疑うことが重要である．

肺高血圧の治療

治療に関するアルゴリズムは疾患ごとに分かれており，肺高血圧症治療ガイドライン[3]にも詳しく示されている．大きくは理学療法，薬物療法(内服および静注)，最終的には手術による肺移植もしくは心肺同時移植，という選択肢もある．

1. 肺動脈性肺高血圧(PAH)

PAHに関する治療アルゴリズムとし

て，肺高血圧症治療ガイドライン[3]発刊後に紹介されたアルゴリズムを図4に示す[5]．

1)抗凝固療法・利尿薬投与・酸素吸入・エポプロステノール静注・カルシウム拮抗薬治療

抗凝固療法(ワルファリン)は小児では明確なデータはないが，右心不全合併例，中心静脈カテーテル留置例，凝固能が亢進した症例では推奨されている(クラスⅡa)．利尿薬は必要に応じて追加するが，過度な利尿薬投与は心拍出量減少を招くおそれがあるため注意が必要である．

一酸化窒素(NO)吸入やエポプロステノール静注により急性血管反応性試験を調べることがあるが，本試験が陽性となるときは心拍出量は増加あるいは不変，かつ平均肺動脈圧が$\leq 40mmHg$まで，少なくとも$\geq 10mmHg$の低下と定義されている．

カルシウム拮抗薬治療の"効果持続"とは，数か月後も正常に近い血行動態でWHO/NYHA機能分類(FC，表2)Ⅰ～Ⅱを維持することを意味する．

図3　肺高血圧の診断アプローチと鑑別診断のフローチャート

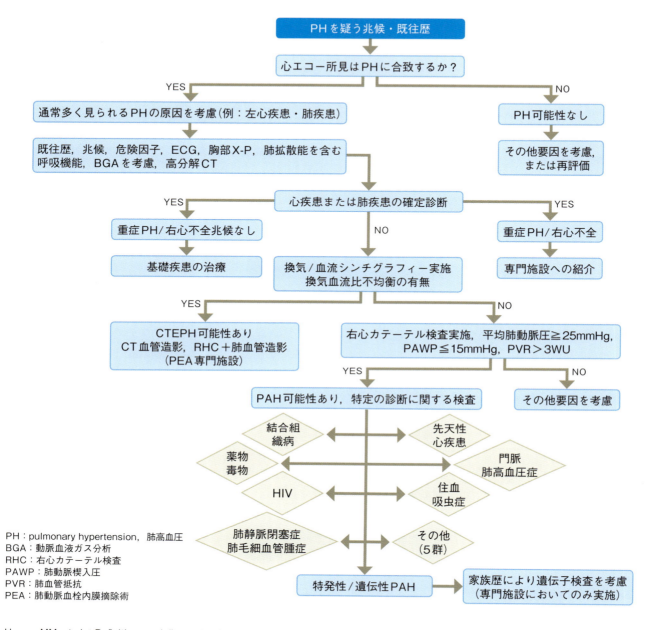

PH：pulmonary hypertension，肺高血圧
BGA：動脈血液ガス分析
RHC：右心カテーテル検査
PAWP：肺動脈楔入圧
PVR：肺血管抵抗
PEA：肺動脈血栓内膜摘除術

Hoeper MM, et al. : Definitions and diagnosis of pulmonary hypertension.J Am Coll Cardiol, 62 (25 Suppl) : D42-D50, 2013. より引用

2）重症度と推奨される薬

　診断初期のPAH治療において利益と不利益を十分考慮すべきである．
　FC-Ⅲではボセンタン，シルデナフィルのいずれかを第一選択薬とする（クラスⅠ）．最近発売されたマシテンタンがボセンタンに替わろうとしている．FC-Ⅳではほとんどの専門家がエポプロステノールを推奨する（クラスⅠ）．逐次，追加（Add-on）療法や併用療法の無作為臨床試験が現在進行中である．なお，**図4**には書かれていないが，イ

図4　肺動脈性肺高血圧の治療アルゴリズム

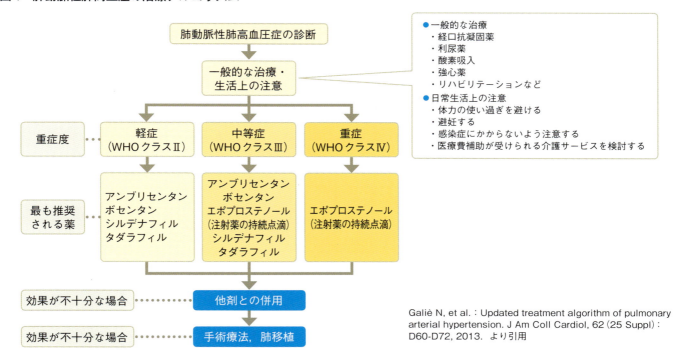

- ●一般的な治療
  - ・経口抗凝固薬
  - ・利尿薬
  - ・酸素吸入
  - ・強心薬
  - ・リハビリテーションなど
- ●日常生活上の注意
  - ・体力の使い過ぎを避ける
  - ・避妊する
  - ・感染症にかからないよう注意する
  - ・医療費補助が受けられる介護サービスを検討する

肺動脈性肺高血圧症の診断
↓
一般的な治療・生活上の注意

重症度	軽症（WHOクラスⅡ）	中等症（WHOクラスⅢ）	重症（WHOクラスⅣ）
最も推奨される薬	アンブリセンタン ボセンタン シルデナフィル タダラフィル	アンブリセンタン ボセンタン エポプロステノール（注射薬の持続点滴） シルデナフィル タダラフィル	エポプロステノール（注射薬の持続点滴）

効果が不十分な場合 ……… 他剤との併用

効果が不十分な場合 ……… 手術療法, 肺移植

Galiè N, et al.：Updated treatment algorithm of pulmonary arterial hypertension. J Am Coll Cardiol, 62（25 Suppl）：D60-D72, 2013. より引用

図5　エポプロステノールの持続点滴

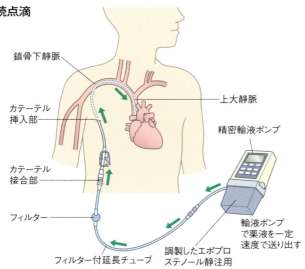

鎖骨下静脈

カテーテル挿入部

上大静脈

精密輸液ポンプ

カテーテル接合部

フィルター

輸液ポンプで薬液を一定速度で送り出す

フィルター付延長チューブ

調製したエポプロステノール静注用

ロプロストという吸入薬がFC-Ⅲ以上では併用薬として推奨されている．

　エポプロステノールは持続点滴となり，自宅に薬剤を持ち帰り治療継続が可能となるが，患者本人もしくは家族が薬剤をセットし，絶やすことができないため，十分な理解と準備が必要である．このときには看護師と薬剤師による介入が大変重要である（図5）．

図6　結合性組織病に伴う肺高血圧症の治療手順

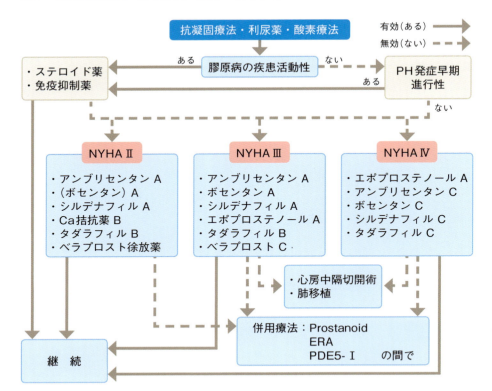

・薬剤名の後のアルファベットは，Barst RJ,et al.Updated evidence-based treatment algorithm in pulmonary arterial hypertensionによる推奨度である．

・ボセンタンはNYHAⅢ度以上に保険適応が限定されているため，NYHAⅡ度の欄ではカッコを付けた．

・ETR：エンドセリン受容体拮抗薬（アンブリセンタン，ボセンタン）
PDE5-Ⅰ：ホスホジエステラーゼ5阻害薬（シルデナフィル，タダラフィル）

吉田俊治：MCTDの病態別治療指針，肺高血圧症．三森経世編：厚生労働省混合性結合組織病に関する調査研究班
混合性結合組織病の診療ガイドライン（改訂第3版）．p.27-32，2011．より転載

2. 結合組織病に伴う肺高血圧症
（図6）

　結合組織病に伴う肺高血圧症に対する治療アルゴリズムは，膠原病の活動性に大きく依存する．免疫抑制療法もしくはステロイド投与下で肺高血圧症の治療薬を併用することを考慮する．PAH同様，FC-Ⅲ以上でエポプロステノール静注による治療を推奨する[3]．

3. 慢性血栓塞栓性肺高血圧症
（CTEPH）（図7）

　本疾患に対してはエビデンスの確立した治療法は肺動脈血栓内膜摘除術であるが，わが国では血栓性病変に対するバルーンを用いた経皮的肺動脈拡張術（balloon pulmonary angioplasty：BPA）が普及しつつある．

　BPAの適応は，以下のとおりである．
❶CTEPHの末梢型
❷CTEPH中枢型で手術適応だが，年齢や併存症の理由で内膜摘除術が施行できない
❸NYHAⅡ度以上
❹本人および家族がQOL改善を希望している
❺内膜摘除術後も肺高血圧が残存している

　BPA施行施設はきわめて限られるが，BPAは複数回受けることが必要なため，とくに初回の患者に対しては看護師からコミュニケーションをとっていく姿勢が重要である．

4. 肺移植と心肺移植について
1）肺移植

　あらゆる内科治療に反応しないNYHAⅢ～Ⅳ度の患者に対しては肺移植の適応が考慮される．移植適応は以下のとおりである．

❶可能な限りの内科的治療にもかかわらずNYHAⅢ度以上
❷6分間歩行距離が350m未満（運動耐容能の著しい低下）
❸エポプロステノール持続点滴に不応
❹心係数（CI）＜2.0L/min/m³
❺中心静脈圧＞15mmHg

図7　慢性血栓塞栓性肺高血圧症（CTEPH）の治療手順

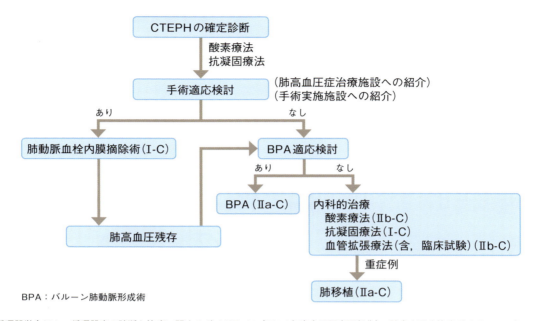

BPA：バルーン肺動脈形成術

日本循環器学会ほか：循環器病の診断と治療に関するガイドライン（2011年度合同研究班報告）．肺高血圧症治療ガイドライン（2012年改訂版）．
http://www.j-circ.or.jp/guideline/pdf/JCS2012_nakanishi_h.pdf（2017年8月閲覧）より転載

2）心肺移植

　不可逆的な心機能低下を伴うIPAH/HPAH（左室駆出率＜45％，致死性不整脈の合併），肺高血圧を伴う先天性心疾患で外科的修復が困難もしくは心機能低下を伴うものなどは，心肺移植の適応となりうる．しかし，除外基準も多く，厳格な適応基準となる．適応基準は以下のとおりである．

❶心不全例

❷最大限の内科治療によってNYHA/WHO機能分類Ⅲ～Ⅳ度の場合

❸臓器障害（肝臓や腎臓）が認められるようになった場合

❹致死性不整脈を合併した場合

❺頻回の喀血で気管支動脈塞栓術が無効な場合

重症になればなるほど看護師の役割大きく

　肺高血圧に関する診断と治療について解説した．

　疾患概念の普及と検査技術の発達に伴って，早期に発見されることが明らかに増えている．治療薬の進歩が著しいため，予後改善に寄与しているが，それでも進行性の疾患のため厳重な管理が必要である．

　重症になればなるほど看護師の介入点が増え，いかにしてQOLの確保に努めるか，たとえ病状が進行して自宅点滴管理となっても医療従事者がどこまで介入できるか，さまざまな問題が提起される疾患である．点滴薬から内服薬治療への移行が期待されるが，この疾患が抱える問題点と治療法，その予後については熟知

しておく必要がある．

引用・参考文献

1）Simonneau G, et al.：Updated clinical classification of pulmonary hypertension.J Am Coll Cardiol, 62（25 Suppl）：D34-D41, 2013.

2）Galiè N, et al.：Guidelines for the diagnosis and treatment of pulmonary hypertension: the Task Force for the Diagnosis and Treatment of Pulmonary Hypertension of the European Society of Cardiology（ESC）and the European Respiratory Society（ERS）, endorsed by the International Society of Heart and Lung Transplantation（ISHLT）.Eur Heart J, 30（20）：2493-2537, 2009.

3）吉田俊治：MCTDの病態別治療指針，肺高血圧症，三森経世・編：厚生労働省混合性結合組織病に関する調査研究班　混合性結合組織病の診療ガイドライン（改訂第3版）．p.27-32，2011.

4）循環器病の診断と治療に関するガイドライン（2011年度合同研究班報告）：肺高血圧症治療ガイドライン（2012年改訂版）.

5）Hoeper MM, et al.：Definitions and diagnosis of pulmonary hypertension.J Am Coll Cardiol, 62（25 Suppl）：D42-D50, 2013.

6）Galiè N, et al.：Updated treatment algorithm of pulmonary arterial hypertension. J Am Coll Cardiol, 62（25 Suppl）：D60-D72, 2013.

11 睡眠時無呼吸症候群 (SAS)

PICK UP SUMMARY

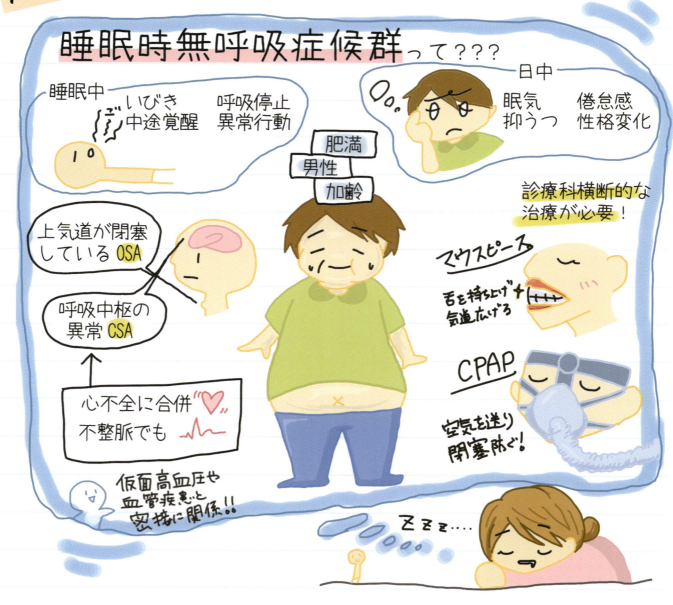

> 睡眠時無呼吸症候群（SAS）とは，睡眠中に呼吸の回数が減り，さまざまな病態を呈する総称である．睡眠中に呼吸がしにくい状態が続くため，寝ているはずの体は休めず，その疲れを日中に持ち越してしまう．多くは上気道の閉塞によって生じる閉塞性睡眠時無呼吸であるが，呼吸中枢の異常によって生じる中枢性睡眠時無呼吸も存在する．近年，仮面高血圧の原因であったり，心血管疾患と関連していることが明らかになってきた．
> 　ここではこれらSASの診断と治療について，とくに閉塞性無呼吸に関して，できる限りやさしく解説する．

SASの定義

　SASとは睡眠障害を呈し，その結果として日中の傾眠などさまざまな症状を呈する疾患群の総称である．

　一晩（7時間）の睡眠中に30回以上，もしくは1時間に5回以上の無呼吸があることを定義としている．無呼吸とは「10秒以上の気流の停止」を意味し，精密検査で確定する．

SASの疫学

　有病率は，わが国で1〜3％程度といわれている．しかしながら，その80％以上は診断に至っていないことも知られている．

　この症候群が一躍有名になったのは，2003年に山陽新幹線の運転手がSASを患っており，運転中に居眠りをしてしまい，時速270kmから緊急停止するに至ったことからである．その後もSASがあると日中に眠くなり，やる気がないなどと勘違いされることがあるため，社会問題となっている．

図1　閉塞性無呼吸によりあらわれる症状と疾患

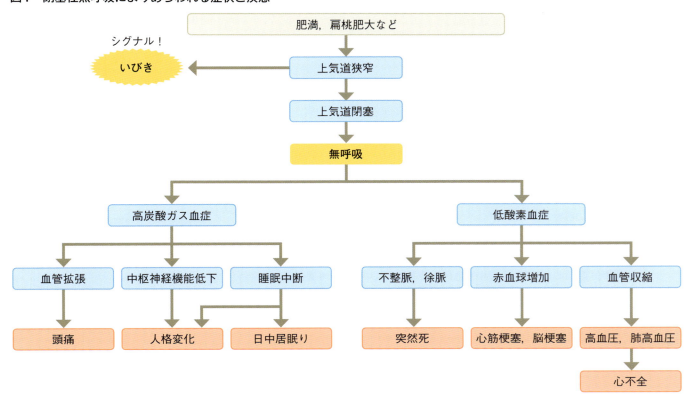

SAS：sleep apnea syndrome，睡眠時無呼吸症候群

表1　睡眠時無呼吸症候群(SAS)の3つの原因

閉塞性睡眠時無呼吸 (obstructive sleep apnea：OSA)	上気道の閉塞：肥満，解剖学的に顎が小さいなど．アデノイド肥大では小児でもみられることがある．
中枢性睡眠時無呼吸 (central sleep apnea：CSA)	呼吸中枢の異常：脳血管疾患や心疾患に伴うことが多い．チェーン・ストークス呼吸を呈する．
混合性睡眠時無呼吸	前述の2つが合併したもの．

表2　代表的な睡眠呼吸障害の診断基準

● **成人OSAの診断基準：（AとB）またはCで基準を満たすこと**

A	以下の最低1つ 1. 患者が眠気，休めない睡眠，疲労感，あるいは不眠の症状を訴える 2. 患者が呼吸停止，あえぎ，窒息感で目が覚める 3. ベッドパートナーやほかの観察者が患者の睡眠中に習慣性イビキ，呼吸の中断，あるいは両方を報告する 4. 患者が高血圧，気分障害，認知機能障害，冠動脈疾患，うっ血性心不全，心房細動，あるいはⅡ型糖尿病と診断されている
B	PSGあるいはセンター外睡眠検査(OCST)で以下を認める． 1. 有意な5以上の閉塞性呼吸イベント(閉塞性あるいは混合性無呼吸，低呼吸，あるいは呼吸努力関連覚醒反応)がPSGでは睡眠1時間あたり，OCSTでは記録時間中に認められる

あるいは

C	PSGあるいはOCSTで以下を認める． 1. 有意な15以上の閉塞性呼吸イベント(無呼吸，低呼吸，あるいは呼吸努力関連覚醒反応)がPSGでは睡眠1時間あたり，OCSTでは記録時間中に認められる

● **チェーン・ストークス呼吸を伴うCSAの診断基準：
（AあるいはB）＋C＋Dを満たす**

A	以下の最低1つ 1. 日中の眠気 2. 入眠困難と睡眠維持困難，頻回の覚醒，休まらない睡眠 3. 呼吸困難による覚醒 4. いびき 5. 無呼吸の観察
B	心房細動/粗動，うっ血性心不全，あるいは神経疾患の存在
C	PSGで以下のすべて 1. 睡眠1時間あたり5以上の中枢性無呼吸あるいは中枢性低呼吸 2. 中枢性無呼吸や中枢性低呼吸の総数が無呼吸と低呼吸の総数のうち50%以上を占める 3. 換気パターンがチェーン・ストークス呼吸の基準を満たす
D	この障害が現在の睡眠障害，身体疾患あるいは神経疾患，麻薬などの薬や物質の使用によるものでないこと

OSA：obstructive sleep apnea，閉塞性睡眠時無呼吸　　CSA：central sleep apnea，中枢性睡眠時無呼吸
PSG：polysomnography，終夜睡眠ポリグラフ　　OCST：out of center sleep testing，センター外睡眠検査

SASの症状

　一般的には，以下のような症状が多い．また，これらの症状出現につながるメカニズムを図1に記す．

【睡眠中】

☑ いびき(自分で気づくこともあれば，他人に指摘されることもある)

☑ 呼吸停止

☑ 呼吸の乱れ

☑ 息苦しくて中途覚醒

☑ 何度も目を覚まし，トイレに頻回に行く

☑ 異常行動

【日中】

☑ 眠気，居眠り

☑ 倦怠感

☑ 朝起きたときの頭痛

☑ 記憶力や集中力の低下

☑ 抑うつ

☑ 性欲減退

☑ 性格の変化

SASの原因

　主に2種類の原因があり，2つが混在しているものを合わせると計3種類の原因がある(表1)．

SASの診断

　SASが疑われると，簡易睡眠検査，終夜睡眠ポリグラフ(polysomnography：PSG)という入院して行われる精査を行う．

　PSGから得られた睡眠1時間あたりの無呼吸と低呼吸の合計回数である無呼吸低呼吸指数(apnea hypopnea

図2　各心血管疾患における睡眠時無呼吸合併頻度

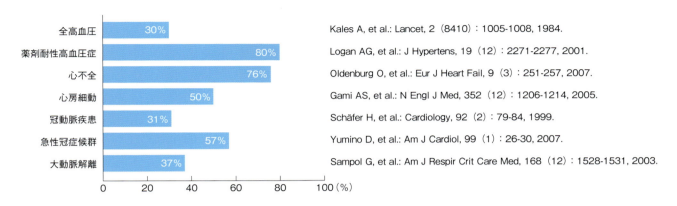

疾患	割合	出典
全高血圧	30%	Kales A, et al.: Lancet, 2（8410）：1005-1008, 1984.
薬剤耐性高血圧症	80%	Logan AG, et al.: J Hypertens, 19（12）：2271-2277, 2001.
心不全	76%	Oldenburg O, et al.: Eur J Heart Fail, 9（3）：251-257, 2007.
心房細動	50%	Gami AS, et al.: N Engl J Med, 352（12）：1206-1214, 2005.
冠動脈疾患	31%	Schäfer H, et al.: Cardiology, 92（2）：79-84, 1999.
急性冠症候群	57%	Yumino D, et al.: Am J Cardiol, 99（1）：26-30, 2007.
大動脈解離	37%	Sampol G, et al.: Am J Respir Crit Care Med, 168（12）：1528-1531, 2003.

日本循環器学会ほか：循環器領域における睡眠呼吸障害の診断・治療に関するガイドライン，Circulation Journal vol.74，Suppl. Ⅱ，2010．より転載

図3　終夜睡眠ポリグラフ（PSG）装着例

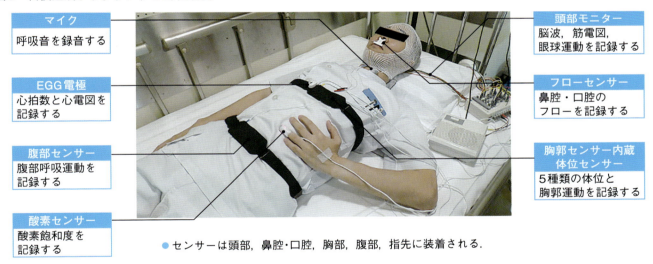

マイク
呼吸音を録音する

EGG電極
心拍数と心電図を記録する

腹部センサー
腹部呼吸運動を記録する

酸素センサー
酸素飽和度を記録する

頭部モニター
脳波，筋電図，眼球運動を記録する

フローセンサー
鼻腔・口腔のフローを記録する

胸郭センサー内蔵体位センサー
5種類の体位と胸郭運動を記録する

● センサーは頭部，鼻腔・口腔，胸部，腹部，指先に装着される．

index：AHI）を求め，AHIが1時間あたり5回以上で，前述の症状がある場合にSASと診断される．AHIが5〜15回は軽症，15〜30回は中等症，30回以上は重症と分類される[1]．

正確には，『睡眠障害国際分類第3版』が2014年に発刊され，睡眠関連呼吸障害（sleep related breathing disorder：SRBD）の疾患群が，第2版では100近くあったものが19疾患に整理された．**表2**に，代表的な睡眠呼吸障害の診断基準を記す[2]．

また，各疾患から見たOSA合併の割合を**図2**に示す．循環器疾患との密接な関係が見て取れるが，薬剤抵抗性高血圧は約8割がSASを合併している．驚愕の事実であり，その重要性を認識せざるを得ない．

AHI：apnea hypopnea index，無呼吸低呼吸指数
SRBD：sleep related breathing disorder，睡眠関連呼吸障害

図4　携帯型装置を用いた簡易型睡眠時無呼吸検査

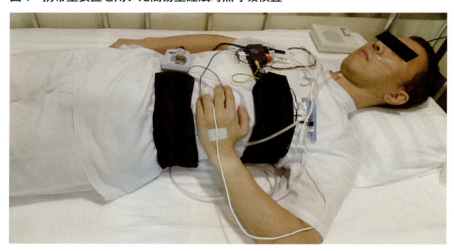

● この検査は自宅でも行うことができる．この検査でSASが疑われた場合，PSGを行うのが一般的である．

SASの検査

　終夜睡眠ポリグラフ(PSG，図3)は，SASの診断に欠かすことができない検査である．睡眠中とはいえ，数多くのセンサーを取りつける．

☑ 頭部モニタ：脳波，筋電図，眼球運動を記録(睡眠段階，覚醒の判定)

☑ フローセンサー：鼻腔・口腔の気流を記録(呼吸の有無の判定)

☑ 酸素センサー：動脈血酸素飽和度の記録(低酸素血症の程度の把握)

☑ 体位センサー：体位と胸郭の運動を記録

☑ 腹部センサー：腹部呼吸運動の記録

☑ 心電図電極：心拍数と心電図を記録(不整脈の有無の把握)

☑ マイク：呼吸音の記録

　図3を見てのとおり，これはかなり大がかりな検査であり，現在では脳波がなくても診断が可能となったことで，パルスオキシメータを改良した携帯型装置による簡易検査が多く行われている(図4)．

SASの治療法

　SASの治療には，生活習慣の改善からCPAPとよばれる持続式陽圧呼吸を補助する装置を用いるものまで幅広い．ここでは，OSA(閉塞性睡眠時無呼吸)に対する治療を中心に述べる．

1. 生活習慣への介入

　OSAの危険因子は肥満，男性，加齢，顔面形態，鼻閉，遺伝と人種，口呼吸であり，3大要因は肥満，男性，加齢である．

　OSAの最大発症要因は肥満であり，上気道が脂肪により狭小化しているので，肥満合併OSAでは必ず減量を行うようにいわれている．

　肥満とOSAは密接な関連があり，10％の体重増減で，AHI(無呼吸低呼吸指数)は32％，26％増減し，10％の体重増加でAHI15以上になる頻度は6倍になると報告されている[3]．アルコール摂取や眠剤の服用もOSA促進因子であるため，注意を要する．

2. 歯科口腔内装具(マウスピース)の装着(図5左)

　体位変換等では安定した気道の確保ができないため，就寝時に口腔内に装着し，下顎を強制的に前方へ移動させて固定する装置が用いられることが多い(図5右)．

　2004年より保険適用となったが，作成にあたりう歯や歯周病，顎関節症の有無などが重要であり，歯科であればどこでも作成できるというわけではない．軽症から中等症のOSAに適応があり，CPAP困難例(後述)に対して導入が検討されることもある．CSAにはまったく適さない．

3. 持続式陽圧呼吸療法(CPAP)

1) CPAPの適応と問題点

　図6のように，睡眠中に鼻につけたマスクに加圧した空気を送りこみ，舌根周囲の軟部組織を拡張させ，上気道狭窄を防ぐ方法である．

　循環器領域におけるCPAPの適応は以下のとおりである(class I：常に容認，class IIa：有用が支持される，

CPAP：continuous positive airway pressure，持続式陽圧呼吸療法

図5 歯科口腔内装具（マウスピース）とOSAが生じるメカニズム

● 歯科口腔内装具（マウスピース）の例

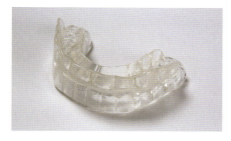
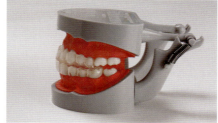

● OSAが生じるメカニズムとマウスピースの効果

| いびきをかいているとき | マウスピース装着時 |

グゴォ〜

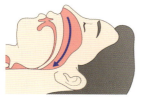
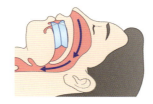

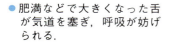

- 肥満などで大きくなった舌が気道を塞ぎ、呼吸が妨げられる.

- マウスピース装着時、舌を持ち上げ気道が広がるため、いびきをかかずに呼吸がしやすくなる.

図6 CPAPのマスク装着の様子

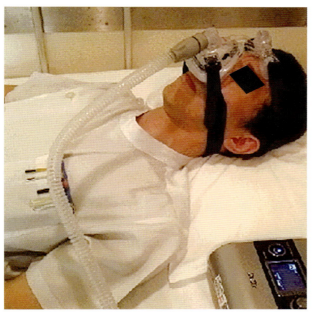

- 睡眠中に鼻につけたマスクに加圧した空気を送りこみ、舌根周囲の軟部組織を拡張させ、上気道狭窄を防ぐSASの治療法である.

class Ⅱb：有用だがエビデンスが確立されていない）.

- ☑ AHI＞30で心血管イベントに対する1次予防（class Ⅰ）
- ☑ AHI＞15で基礎疾患を有する場合の2次予防（class Ⅰ）
- ☑ AHI＞15で自覚症状改善目的（class Ⅰ）
- ☑ 15＜AHI＜30で心血管に対する1次予防（class Ⅱa）
- ☑ 5＜AHI＜15で自覚症状改善目的（class Ⅱa）
- ☑ 5＜AHI＜15で基礎疾患が存在せず自覚症状が乏しい（class Ⅱb）

図6以外にも、鼻と口の両方を覆うフルフェイスマスクや、額に干渉することなく鼻に差し込むタイプのマスクもある.

CPAPは病因にかかわらず、ほぼ良好な治療効果をもたらすことが期待される. 2014年度医療社会行為統計からは、CPAPは34万例／月に行われ、現在も増加傾向である.

CPAPの導入は以前よりも簡便に行われている例が増えているが、学会によっては導入に際してPSG施行の重要性を説いており、予想よりもはるかに多い対象者が存在すると思われるSASの診断と治療に関して、いまだ多くの問題を抱えている.

また、後述のごとく困難例があること、連続装用による治療継続が困難な症例が数多く存在することから、アドヒアランスに問題を残す.

2) CPAP困難例について

マスクからの空気漏れ、マスクに伴う皮膚症状、マスクのズレ、口・咽頭の乾燥、閉所恐怖感、鼻閉・鼻

図7　中枢性無呼吸(CSA)の発症機序

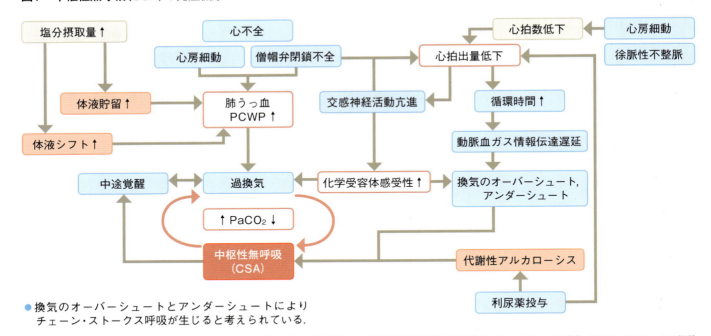

● 換気のオーバーシュートとアンダーシュートにより
チェーン・ストークス呼吸が生じると考えられている.

須田翔子, 葛西隆敏：中枢性睡眠時無呼吸の発生機序. Heart View, 20 (3)：33-37, 2016. より転載

呼吸障害, 鼻出血, 鼻の痛み, 圧による不快感, 呑気・腹部膨満感などを経験すると, CPAPを続けることがむずかしくなることがある.

4. 手術療法

　軟部組織と骨組織による気道狭窄を改善させるために手術療法が考慮されることがある. 小児などではアデノイドや扁桃腺の腫大がOSAの原因である場合, 外科的手術が第一選択となることがある. 耳鼻咽喉科, 口腔外科との検討が必要である.

中枢性睡眠時無呼吸 (CSA)について

1. CSAとは

　CSAは, 心不全に最も合併する.

肺うっ血や低心拍出に関連しているほか, 不整脈でもCSAを生じるとされている. 心不全にCSAを合併した場合は予後不良である.

　心不全におけるCSA合併のリスク因子は, 男性, 高齢, 心房細動, 左室充満圧と拡張末期圧容量の増加, 化学受容体感受性亢進, 低動脈血炭酸ガス分圧が知られている.

2. CSAの発生機序

　CSAの発症機序を図7に示す. チェーン・ストークス呼吸が周期的に繰り返されるのは, 化学受容体感受性の亢進や心拍出量低下による循環時間の延長が, 換気のオーバーシュートとアンダーシュートを引き起こすためと考えられる.

　発症機序が多因子であるため, 治療

法が一定ではない. 心不全で肺うっ血が存在する場合, CPAPにより前負荷軽減が効果的と考えられていたが, 大規模臨床試験の結果からは否定的な見解が多い. 低心機能時に前負荷を減らすことが影響した可能性がある.

　CPAPの1つであるAdaptive Servo Ventilation (ASV)は, 慢性心不全患者のCSAには効果的であったが, 総死亡はASV群で多かったとの報告があり, 積極的なASVの導入は現在控えられている.

各診療科の横断的な かかわりが必要

　睡眠時無呼吸症候群(SAS)について, 閉塞性無呼吸(OSA)を中心にまとめた.

潜在的な患者数はOSAが圧倒的であるが，診断に至らない例が多く，疾患を発症後にSASが診断される例が少なくない．この点では，1次予防にかかわる診療所の先生方への診断の重要性を理解していただくことが鍵となる．

また，本疾患群は呼吸器内科，精神科，耳鼻咽喉科，循環器内科などの連携した介入が必要であり，診療科横断的な診療が必要となる．今後の睡眠診療の発展を願ってやまない．

引用・参考文献

1）睡眠呼吸障害研究会編：成人の睡眠時無呼吸症候群　診断と治療のためのガイドライン．メディカルレビュー社，2005．
2）American Academy of Sleep Medicine: The International Classification of Sleep Disorders, Third edition. American Academy of Sleep Medicine, 2014.
3）Peppard PE, et al. Longitudinal study of moderate weight change and sleep-disordered breathing. JAMA, 284(23)：3015-3021, 2000.

12 ショック

心原性 ショック

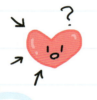

心臓に起こりうる すべての疾患 ➡ 心原性 ショックに

急性冠症候群
不整脈
大動脈解離
弁膜症疾患
など！ など！

♥ どんな症状が出るの？

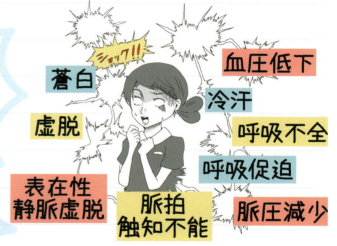

ショック!!

蒼白
虚脱
表在性 静脈虚脱
脈拍 触知不能
乏尿

血圧低下
冷汗
呼吸不全
呼吸促迫
脈圧減少

♥ どうやって診断する？

バイタルサイン
・意識
・血圧
・脈拍
・尿量

検査
・聴診
・心電図
・X線, CT
・心エコー
……などなど.

診断の遅れは 致命的です

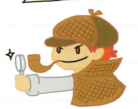

診断しながら 同時に治療を！

♥ どうやって治療する？

原因疾患の治療を！
その1つ
メカニカルサポート → "VAD"

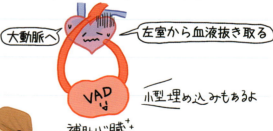

大動脈へ　左室から血液抜き取る

VAD

小型埋め込みもあるよ

補助心臓

凝固系のコントロールや 感染管理をしっかり!!

ショックとは，急激な末梢循環不全による生体機能障害の総称である．なんらかの原因により全身の循環障害が生じたため組織や臓器の機能低下を生じた状態である．

発症後まもなくは可逆性であるが，長引けば非可逆性となり多臓器不全から死に至る．このため初期診断と治療を適切かつ迅速に行うことが重要である．

ここではとくに心原性ショックに焦点をあて，できるかぎりやさしく解説する．

ショックの定義

心原性ショックの定義は以下のとおりである．

1. 収縮期血圧90mmHg以下，または前値より30mmHg以上の低下
2. 臓器循環障害；
   a. 尿量20mL/時以下
   b. 意識障害
   c. 末梢血管収縮
      （冷たく湿潤な皮膚など）

※ただし，迷走神経反射などによる低血圧は除く

ショックの分類

ショックの分類については，近年，循環障害の要因による新分類として「循環血液量減少性ショック」「血液分布異常性ショック」「心原性ショック」「心外閉塞・拘束性ショック」に分けられる（表1）．

表1　ショックの分類と特徴

分類	特徴
心原性ショック（cardiogenic shock）	心筋性（myopathic）　●心筋梗塞　●左心室
	右心室（right ventricle）
	心臓震盪・外傷（myocardial contusion, trauma）
	心筋炎（myocarditis）
	心筋症（cardiomyopathy）　拡張型，肥大型，拘束型，二次性
	虚血後気絶心筋
	敗血症性心筋障害（septic myocardial depression）
	薬剤性（pharmacologic）　●アントラサイクリン系薬剤による障害　●カルシウム拮抗薬による障害
	機械性（mechanical）　●大動脈弁狭窄，僧帽弁閉鎖不全等の弁膜症　●肥大型心筋症　●心室中隔欠損　●心室瘤
	不整脈（arrhythmia）　●洞不全症候群，房室ブロック等の徐脈性不整脈　●上室頻拍，心室頻拍等の頻脈性不整脈
循環血液量減少性ショック（hypovolemic shock）	出血性（hemorrhagic）　外傷，消化管，後腹膜等へ
	体液喪失（fluid depletion）　●体外への喪失：脱水，嘔吐，下痢，多尿等　●間質への再分布：熱傷，外傷，アナフィラキシー
	血管容量増加・静脈拡張（venodilatation）　敗血症，アナフィラキシー，毒素/薬剤
血液分布異常性ショック（distributive shock）	敗血症性（septic）　●細菌　●真菌　●ウイルス　●リケッチャ
	トキシックショック症候群　ブドウ球菌性細菌中毒（systemic bacterial intoxication）
	アナフィラキシー（anaphylactic, anaphyractoid）
	神経原性（neurogenic）　脊髄性（spinal）
	内分泌性（endocrinologic）　●副腎クリーゼ　●甲状腺クリーゼ
	中毒性（toxic）　薬剤性（ニトロプルシッド，ブレチリウム等）
心外閉塞・拘束性ショック（extracardiac obstructive shock）	拡張期充満不全（impaired diastolic filling）　●直接的静脈閉塞：腫瘍等　●胸腔内圧上昇：緊張性気胸，人工呼吸（陽圧呼吸，従量式呼吸），気管支喘息　●心筋コンプライアンス減少：収縮性心外膜炎，心タンポナーデ
	後負荷に対する収縮不全（impaired ventricular afterload）　●右心室：重症肺塞栓症，急性肺高血圧症　●左心室：鞍状塞栓症（saddle embolism），大動脈解離

	心拍出量	末梢血管抵抗	肺動脈楔入圧	左室拡張末期容積
心原性	↓	↑	↑	↑
循環血液量減少性	↓	↑	↓	↓
心外閉塞・拘束性				
前負荷	↓	↑	↑	↓
後負荷	↓	↑↑	↑	↑
血液分布異常				
蘇生・治療前	↓	↑	↓	↓
蘇生・治療後	↑	↓	↑	↑

表2　ショックの基礎疾患の例

- 急性冠症候群（広範囲の梗塞や虚血；急性心筋梗塞，不安定狭心症，急性心筋梗塞による合併症）
- 不整脈（心房細動，心房粗動，上室性頻拍，心室頻拍，心室細動）
- 大動脈解離（心タンポナーデ，急性大動脈弁閉鎖不全）
- 弁膜疾患（大動脈弁，僧帽弁），腱索断裂
- 感染性心内膜炎（腱索や弁尖の破壊）
- 心筋症（閉塞性肥大型心筋症，拡張型心筋症など）
- 急性肺動脈血栓塞栓症（エコノミークラス症候群）→血管閉塞性ショックの代表である
- 心外膜疾患（心外膜炎，心タンポナーデ）
- 急性心筋炎（劇症型）

ショックの症状

ショックの症状を以下に示す．最初の「p」から始まる5つの症状は，とくに「ショックの5p」といわれることがある．

- 蒼白（pallor）
- 虚脱（prostration）
- 冷汗（perspiration）
- 脈拍触知不能（pulselessness）
- 呼吸不全（pulmonary deficiency）
- 血圧低下（収縮期圧90 〜 100mmHg以下）
- 脈圧減少
- 表在性静脈虚脱
- 呼吸促迫
- 乏尿（20mL/時以下）

ショックの基礎疾患と発生機序

心臓に起こりうるすべての疾患が心原性ショックに関連すると思われる．現時点で考えられる疾患を表2に，発症機序を図1に示す．

ショックの診断

診断の遅れは命にかかわるため，バイタルサイン（意識，血圧，脈拍，尿量）を判断し，適切な検査を選択し，基礎疾患の診断，重症度を評価しながら，ショックに対する補液や昇圧薬による治療も同時に開始する．

- 聴診所見：心臓自体に元気がないと雑音があっても聴き取りにくいが，大事なことは「今までなかった音が出現したか否か」を見抜く力である．
- 心電図モニター：どのような頻脈性，もしくは徐脈性不整脈なのか，心拍数を逐一チェックする必要がある．12誘導心電図であれば心筋梗塞の部位診断に役立つ．
- 胸部単純X線：うっ血をきたしているか，心拡大はどうか，大動脈の拡大等がないかをただちにチェックすることが可能である．
- 心エコー：大変重要な検査で，左室駆出率に代表される心収縮能のチェック，心筋肥大に伴う左室流出路狭窄の有無，弁膜症の有無，シャントの有無，心囊液貯留の有無を瞬時にみることができるため，現場で最も役立つ検査の1つである．
- CT：とくに造影CTでは，大動脈解離や肺血栓塞栓症の診断に役立つ．
- 冠動脈造影：冠動脈疾患がショックの原因と思われるとき，もしくは緊急手術が必要なときに行われる．検査で冠疾患が明らかであれば，引き続きカテーテルによる冠動脈形成術（PCI）を行う．
- スワン・ガンツカテーテル：フォレスター分類をみるために用いられる．治療方針の決定には大変重要である（詳細はp.104 〜 110参照）．

ショックに至る疾患と治療

1.　急性心筋梗塞

急性心筋梗塞の場合，左室心筋の40％以上の障害でショックに陥るといわれている．

PCI：percutaneous coronary intervention，冠動脈形成術

図1　ショックの基礎疾患と発症機序

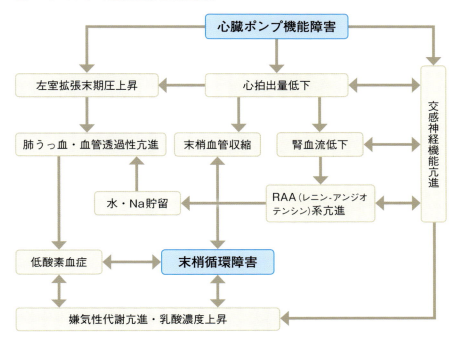

広範な梗塞を起こすものとして左主幹部病変の急性心筋梗塞がその代表であるが，死亡率は50％をはるかに超えるものである．救命のために左主幹部のカテーテル治療が必要なことがある．

その他，心筋梗塞では心室中隔穿孔，心破裂，乳頭筋断裂に伴う急性僧帽弁閉鎖不全症，心室頻拍や心室細動を合併すると確実に心原性ショックとなり，致命的となるため，迅速な診断と（外科的）治療が必要となる．

2. 不整脈

不整脈では，前述の頻脈性不整脈以外に，頻脈性心房細動が長く続いても，有効な心拍出を維持できなくなるためショックに陥ることがある．

適切な脈拍に調節するためのβ遮断薬やアミオダロン，電気的除細動を用いることがある．

3. 急性大動脈解離

急性大動脈解離から心嚢内へ血液が貯留して心タンポナーデに至った場合や，解離が冠動脈に絡んだ場合，急性大動脈弁閉鎖不全を合併した場合など，いずれもショックとなりうる．

まずは，解離した大動脈を置換する必要がある．タンポナーデは解除を，冠動脈はステント留置で改善がみられなければ，人工血管置換時に冠動脈バイパス手術を追加する．大動脈が破裂した場合はきわめて厳しい．

4. 感染性心内膜炎

感染性心内膜炎の病態は菌血症であり，弁破壊の進行によるショックのほか，敗血症性ショックにも陥る可能性がある．

POINT

- 急性冠症候群，不整脈，大動脈解離など，心臓に起こりうるすべての疾患が心原性ショックに関連してくると捉えておこう．

- 診断の遅れは命にかかわるため，治療も同時に開始する．診断所見として，聴診，心電図モニター，胸部X線，心エコーなどが重要である．

不整脈の有無は？
徐脈性？
頻脈性？

胸部X線で，
うっ血や心拡大はみられない？

聴診で，
今までになかった
音が出てきて
いないか？

など……

心エコーの
左室駆出率は？

最近では，疣腫の大きさが10mmを超えるものは早めの手術が推奨されている．適切な抗菌薬治療により改善がみられることもある．

5.　心筋症

心筋症に伴う心原性ショックで，なかでも閉塞性肥大型心筋症では左心室からの拍出が左室内心筋の太りすぎにより妨げられているため，頻脈傾向はさらに悪化してしまう．そのため，心拍数を抑える必要がある．

拡張型心筋症では心拍出を上げるためのメカニカルサポートや両心室ペースメーカを用いることがある．

6.　肺血栓塞栓症

肺血栓塞栓症では，血栓溶解療法やカテーテルによる血管形成術により肺動脈の血流再開があればショックから立ち直る．あまりにも多量の血栓が残る場合は，外科的に肺動脈内の血栓を摘出することが望ましい．

7.　心外膜炎

心外膜炎からのタンポナーデであれば，心嚢穿刺により溜まっている水分を抜きとり解除するか，外科的に開窓術を行ってからドレナージをすることで解除できる．

8.　劇症型心筋炎

劇症型心筋炎急性期はさまざまな薬剤的もしくは機械的サポートを用いて耐えてしのぐよりほか，手立てがない．一時的であってもPCPS（経皮的心肺補助装置）やVAD（補助人工心臓）まで念頭に置く必要がある．

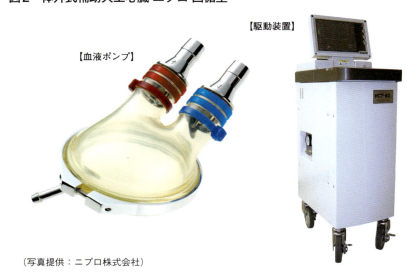

図2　体外式補助人工心臓 ニプロ 国循型

【血液ポンプ】
【駆動装置】

（写真提供：ニプロ株式会社）

VAD（補助人工心臓）について

1.　VADとは

VAD（補助人工心臓）は部分的もしくは完全に失われた心ポンプ機能を補うために用いられる．IABP（大動脈内バルーンパンピング）やPCPSを用いても改善がみられない循環不全に対して，VADの適応を判断する．

一般的には，VADは左心室より血液を抜き取り，補助心臓から大動脈へ血流を流すものである．

以前は心移植までのつなぎの治療（bridge to transplant）と考えられていたが，現在では小型の埋め込み型VADがあり，心移植に至らなくとも，半永久的にVADを装着したままにするdestination therapyという考えが生まれてきた．

2.　VADの種類

VADには大きく分けて2種類あり，ポンプを装着する位置から「体外設置型」と「植込型」に分けられる．

体外設置型の多くは空気圧によりポンプを駆動して，血流としては拍動流が得られる．植込型はモーターの回転によって駆動し，血液は連続した定常流が主流である．

第1世代のVAD（**図2左**）は，通常は送脱血カニューレが体外に出る．腹壁上に設置した血液ポンプに対して外から空気による加圧と陰圧をかけることで駆動させる．**図2右**の駆動装置が大きいため，活動が著しく制限されていた．

図3に第2世代のVADであるHeart Mate Ⅱ，**図4**に第3世代のVADであるJarvik2000®を示す．これらは定常流の拍出が可能となり，血栓を作りにくく溶血しにくいことが特徴で，またコントローラとバッテリーが小型化されたことで自宅での生活を可能にした．自宅へ戻ることを目的に心臓リハビリを行ううえで，理学療法士と看護

PCPS：percutaneous cardiopulmonary support，経皮的心肺補助装置
VAD：ventricular assist device，補助人工心臓
IABP：intra-aortic balloon pumping，大動脈内バルーンパンピング

図3 植込型補助人工心臓 HeartMate Ⅱ

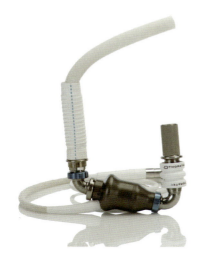

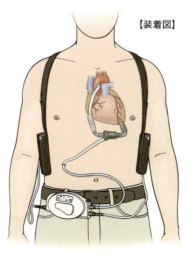

【装着図】

（写真提供：ニプロ株式会社）

図4 植込型補助人工心臓 Jarvik2000®

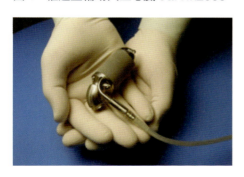

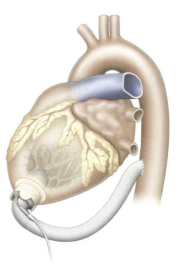

（写真提供：センチュリーメディカル株式会社）

師の役割は重要である．

3. VAD を行う際の注意点

機器を動かし続けるためにはしっかりと凝固系をコントロールしなければならないため，出血事象が増えているのも事実であり，脳出血を生じた場合は致命的である．また，体外にカニューレやケーブルが出ることで感染の問題が常につきまとう．この管理については看護師の果たすべき役割がきわめて大きい．

VADは重症心不全患者に装着するため，導入のタイミングを見きわめることが重要である．

診断と治療を並行しチーム一丸で管理を

ショックについて，とくに心原性ショックについて解説した．診断と治療を並行して行わないかぎり，この病態からの回復は望めない．

VADを装着した場合は，PCPSと同様，さまざまなことに気を配らなければならないので，ハートチームが一丸となって管理する必要がある．

memo

Part 2

病態で
知りたい！

前負荷・後負荷って
なんですか？

1 前負荷・後負荷って なんですか？

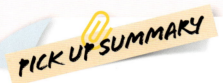

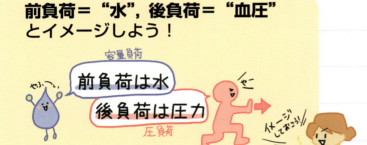

前負荷＝"水"，後負荷＝"血圧" とイメージしよう！

容量負荷
前負荷は水
後負荷は圧力
圧負荷

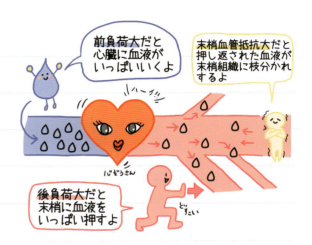

前負荷大だと 心臓に血液が いっぱいいくよ

末梢血管抵抗大だと 押し返された血液が 末梢組織に枝分かれ するよ

後負荷大だと 末梢に血液を いっぱい押すよ

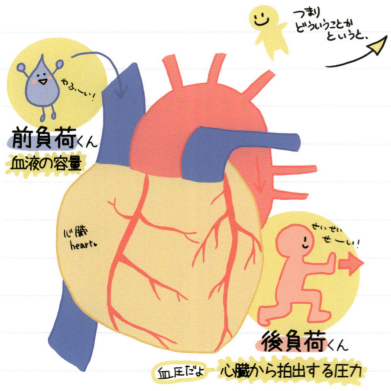

前負荷くん
血液の容量

心臓 heart

後負荷くん
心臓から拍出する圧力
血圧だよ

つまり どういうことか というと，

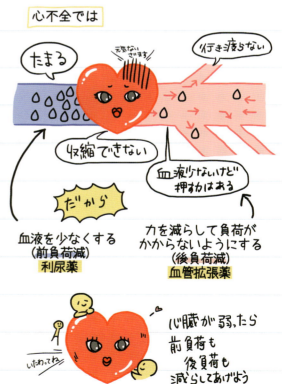

心不全では

たまる

行き渡らない

収縮できない

血液少ないけど 押す力はある

だから

血液を少なくする （前負荷減）
利尿薬

力を減らして負荷が かからないようにする （後負荷減）
血管拡張薬

心臓が弱ったら 前負荷も 後負荷も 減らしてあげよう

前負荷・後負荷というと，患者の血行動態を考えるうえで大変重要な言葉であり，心拍出量を決定する重要な因子である（**図1**）．前負荷・後負荷について理解するのはむずかしいかもしれないが，日常臨床で用いるには，「前負荷＝"水"」「後負荷＝"血圧"」と簡単なイメージでとらえておくとよいだろう．

ここでは循環生理と心不全について，やさしく全般的に解説する．

循環生理の基本

1. 循環と前負荷・後負荷

循環のイメージを，**図2-A**に示す．全身の静脈血（青）は，心臓のポンプ作用により大動脈（赤）に拍出される．心臓に流入してくる血液の容量（ボリューム）を前負荷といい，心臓から拍出する際の圧力（プレッシャー）を後負荷とよぶ．臨床的には，前負荷は静脈系に貯留される血液容量（水），後負荷は血圧に代用できる．

心血管の重要な役割とは何か．言うまでもなく，頭などの全身臓器に血液を循環させることである．では，**図2**の**A**と**B**とでは，どちらが全身に血液を循環させることができるだろうか？

1. 循環にはある程度の後負荷（血圧）が必要

図2-Bは，**図2-A**の循環のイメージに末梢血管を加えたものである．末梢血管は抵抗を作り，この抵抗は，心臓から動脈内に拍出された血流に対抗し，動脈内の圧力を上昇させる．この圧力が"血圧"となる．末梢血管抵抗があるがゆえに，心臓から拍出された血液は効率よく，枝分かれした全身臓器に血液を循環させることが可能となる．

したがって，血圧は心拍出量（図中の黄色の矢印）と末梢血管抵抗によって規定される．通常，血圧測定しているのは上腕動脈だが，これを後負荷とする．

図2-Aをみると，末梢血管がない状態では，全身に血液が有効に循環しない．つまり，全身に血流を送るためには，**図2-B**のように末梢血管が必要である．ここではまず，「ある程度の後負荷（血圧）が循環のために必要である」ということをおさえておこう．

図1 心拍出量を決定する4つの因子

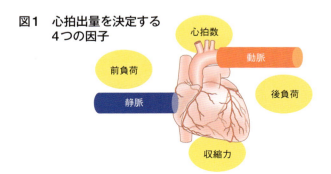

心拍数／動脈／前負荷／後負荷／静脈／収縮力

図2 循環には後負荷（血圧）が必要

A 循環のイメージ

B 循環のイメージ＋末梢血管

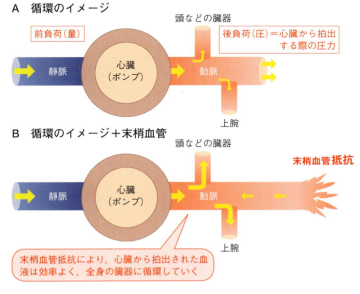

前負荷（量）／静脈／心臓（ポンプ）／動脈／後負荷（圧）＝心臓から拍出する際の圧力／頭などの臓器／上腕

末梢血管抵抗

末梢血管抵抗により，心臓から拍出された血液は効率よく，全身の臓器に循環していく

POINT

- 心臓に流入してくる血液の容量を前負荷，心臓から拍出する際の圧力を後負荷とよぶ．
- 全身に血液を循環させるには末梢血管抵抗が必要であり，心拍出量とともに血圧を規定する．これがいわゆる後負荷である．

血圧＝心拍出量×末梢血管抵抗

図3　前負荷，後負荷が減少した具体例

A　前負荷の減少のイメージ

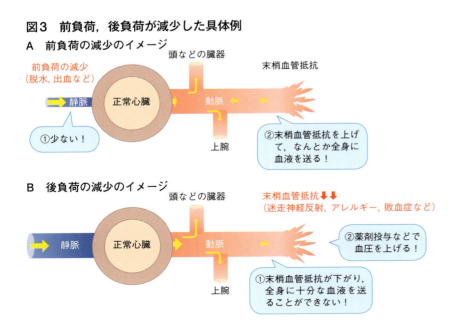

前負荷の減少
（脱水，出血など）

頭などの臓器

末梢血管抵抗

静脈

正常心臓

動脈

①少ない！

上腕

②末梢血管抵抗を上げて，なんとか全身に血液を送る！

B　後負荷の減少のイメージ

頭などの臓器

末梢血管抵抗↓↓
（迷走神経反射，アレルギー，敗血症など）

静脈

正常心臓

動脈

上腕

①末梢血管抵抗が下がり，全身に十分な血液を送ることができない！

②薬剤投与などで血圧を上げる！

図4　フランク・スターリングの法則

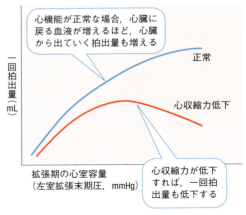

心機能が正常な場合，心臓に戻る血液が増えるほど，心臓から出ていく拍出量も増える

一回拍出量（mL）

正常

心収縮力低下

拡張期の心室容量
（左室拡張末期圧，mmHg）

心収縮力が低下すれば，一回拍出量も低下する

前負荷・後負荷の減少

　では，実際に前負荷・後負荷が減少するとどうなるのだろうか？　**図3**に前負荷，後負荷が減少した具体例を示す．

　図3-Aは，著明な脱水状態を想定している．脱水により水（＝前負荷）が減少し，心臓が収縮しても，血流が心臓に戻ってこないので，心臓から拍出される血液量が減少する．したがって，臓器血流が低下する．この場合，なんとか末梢血管抵抗を上昇させることで血圧は保たれる．改善のために飲水や補液が有用である．つまり，ある程度の前負荷（容量）が必要であると理解できる．

　図3-Bは，血管迷走神経反射などで急激に血圧が低下した状態と仮定した．末梢血管が過度に拡張すると抵抗がなくなり，心臓が収縮しても臓器血流が減少する．このような場合は，末梢血管を収縮させる薬剤（ノルアドレナリン

など）が血圧上昇に有効な治療となる．

心拍出量

　前負荷・後負荷を理解する際，同時におさえておきたいのが「心拍出量（CO）」である．

　心臓の主たる機能は，全身の臓器を灌流するのに十分な血流を送り出すことである．心臓が収縮するたびに，一定量の血液が大動脈内へ駆出される．これを，一回拍出量（SV）という．一回拍出量に心拍数（HR）をかけ合わせたものが心拍出量（CO）である．

$$CO（mL／分 もしくは L／分）$$
$$＝SV（mL／回）×HR（回／分）$$

　心拍出量の計測は，一般的にはカテーテルの先端にサーミスタのついたスワン・ガンツカテーテルを体内に留置して測定するか，体表面からドップラー

心エコーを用いる．そのほか，核医学検査やMRI検査でも測定可能である．

　後述の心係数（CI）は，心拍出量を体表面積で割ったものである．心不全時の血行動態管理に重要な値となるため，ぜひ覚えておこう．心係数（CI）の基準値は2.6 ～ 4.2（L／分／m²）である．

フランク・スターリングの法則

　本項目に際し，どうしてもお伝えしなければならない法則が存在する．それが，「フランク・スターリング（Frank-Starling）の法則」である．心臓の拍出量は動脈血圧には関係せず，拡張期の心室容量（心室部の伸展度）によって自己調節されていることをスターリングらが証明した．

　心室部を構成する筋は，静脈還流量の増加（静脈圧の増加）によって拡張終期に伸ばされると収縮し，それによっ

CO：cardiac output，心拍出量　　　SV：stroke volume，一回拍出量
HR：heart rate，心拍数　　CI：cardiac index，心係数

図5 「収縮が低下した」うっ血性心不全のモデル

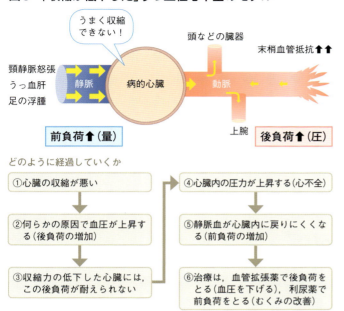

うまく収縮
できない！

頭などの臓器

末梢血管抵抗⬆⬆

頸静脈怒張
うっ血肝
足の浮腫

静脈　病的心臓　動脈

上腕

前負荷⬆（量）　　　**後負荷⬆（圧）**

どのように経過していくか

①心臓の収縮が悪い

②何らかの原因で血圧が上昇する（後負荷の増加）

③収縮力の低下した心臓には，この後負荷が耐えられない

④心臓内の圧力が上昇する（心不全）

⑤静脈血が心臓内に戻りにくくなる（前負荷の増加）

⑥治療は，血管拡張薬で後負荷をとる（血圧を下げる），利尿薬で前負荷をとる（むくみの改善）

図6 「収縮が保たれる」うっ血性心不全のモデル

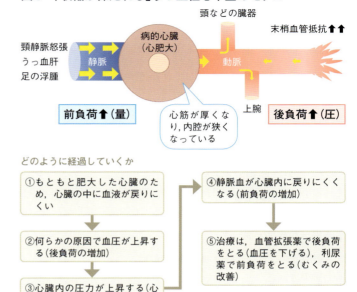

頭などの臓器

末梢血管抵抗⬆⬆

頸静脈怒張
うっ血肝
足の浮腫

静脈　病的心臓（心肥大）　動脈

心筋が厚くなり，内腔が狭くなっている

上腕

前負荷⬆（量）　　　**後負荷⬆（圧）**

どのように経過していくか

①もともと肥大した心臓のため，心臓の中に血液が戻りにくい

②何らかの原因で血圧が上昇する（後負荷の増加）

③心臓内の圧力が上昇する（心不全）

④静脈血が心臓内に戻りにくくなる（前負荷の増加）

⑤治療は，血管拡張薬で後負荷をとる（血圧を下げる），利尿薬で前負荷をとる（むくみの改善）

図7 慢性心不全のモデル

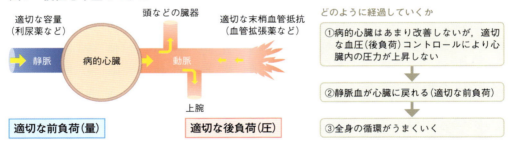

適切な容量
（利尿薬など）

頭などの臓器

適切な末梢血管抵抗
（血管拡張薬など）

静脈　病的心臓　動脈

上腕

適切な前負荷（量）　　　**適切な後負荷（圧）**

どのように経過していくか

①病的心臓はあまり改善しないが，適切な血圧（後負荷）コントロールにより心臓内の圧力が上昇しない

②静脈血が心臓に戻れる（適切な前負荷）

③全身の循環がうまくいく

て一回拍出量が増加する．すなわち，心筋は進展されればされるほど，強い張力を生じる．

　図4のように，心機能が正常な場合，心臓に戻る血液が増えれば増えるほど，心臓から出ていく拍出量も増える，というものである．もちろん上限があるが，これが循環生理の基本である．

心不全とは？

　ここまで解説してきた前負荷・後負荷，また心拍出量（CO）やフランク・スターリングの法則は，循環生理の基本としておさえておくべきものだが，臨床ではこれらは，あらゆる循環器疾患の終末病態である心不全の理解にそのままつながる．

　そこでここからは，心不全の病態と前負荷・後負荷の関連について解説していく．

1. 心不全とは

　心臓が末梢組織や臓器に十分な血流と酸素を供給できないときを，「心不全状態」という．たとえば，心収縮能が低下していると，戻ってきた血液をそのまま全身に送り出せないため，血液が行き場を失う．それにより組織の酸素不足に陥ることが心不全の本態である．通常は左心室が関与した左心不全が多いが，右心不全を併発した両心不全も多い．右心不全単独で起きることは少ない．

　心不全のいちばん多い原疾患は冠動脈疾患である．たとえば，冠動脈が閉

表1　前負荷・後負荷の増加のサイン

前負荷の増加を疑うとき
・体重が数日間で増加している（体のどこかに水が溜まる） ・X線で胸水が出現している（胸腔に水が溜まる） ・足のむくみが増悪している（足に水が溜まる） ・半坐位でも頸静脈が怒張している（静脈に水が溜まる） ・中心静脈圧が上昇している（静脈に水が溜まる）
後負荷の増加を疑うとき
・血圧が上昇したとき

表2　前負荷を増やす要因

静脈圧上昇	静脈還流の増加
	全血液量の増加
	静脈コンプライアンスの低下
流入抵抗の低下	
心室コンプライアンス増加	
心房の変力性増加	
流出抵抗増大（例：肺動脈弁狭窄 → 右室にとっての後負荷）	
心拍数減少 → 心室の充満時間が延長	
心室の変力性低下 ≒ 心室の収縮不全	

表3　後負荷を規定する因子

血圧	心拍出量
	末梢血管抵抗
動脈コンプライアンス	
大動脈弁の性状・弾性（例：大動脈弁狭窄）	
心室の大きさ	
心筋線維の短縮速度	
血液粘稠度	
交感神経活性	

POINT

● 臨床現場では，前負荷・後負荷の増加や変化を見極めていくことが重要となる．

● 日常的な指標として，前負荷では毎日の体重測定や尿量測定など，後負荷では血圧が挙げられる．

塞することで生じる心筋梗塞では，心臓の収縮機能が失われることで機能不全となる．そのほかに弁膜症，先天性心疾患，心筋症，心筋炎，不整脈などが心不全の原疾患として挙げられる．

心不全の悪化を助長させる因子として，以下が挙げられる．

〈心不全の悪化を助長させる因子〉
・治療不十分な高血圧などの圧負荷
　→　後負荷増大を意味する
・動静脈シャントなどによる容量負荷
　→　前負荷増加　→　一回拍出量増大
・甲状腺機能亢進症や貧血に伴う高心拍出状態

2.　うっ血性心不全（収縮が低下した心不全）と前負荷・後負荷

図5に，うっ血性心不全のモデルを示す．もともと心臓の収縮が非常に悪

い状態の例である．

この場合，なんらかの原因で血圧（後負荷）が上昇すると，心臓の中の圧力が上昇する．それに伴って静脈血が心臓内に戻りにくくなる（前負荷の増加）．よって，うっ血性心不全では，過度な前負荷，後負荷の上昇がある．

治療は，血管拡張薬で血圧を下げる（後負荷を減らす），利尿薬で，前負荷をとる（浮腫の改善）ことが有効と考えられる．

3.　うっ血性心不全（収縮が保たれる心不全）と前負荷・後負荷

図6に，別のうっ血性心不全のモデルを示す．もともと心臓の収縮はよいが，心肥大（心筋が厚い）が著明である．この結果，内腔が小さくなると，心臓の中に血液が戻りにくくなる．なんらかの原因で血圧（後負荷）が上昇すると，

心臓の中の圧力が上昇する．もともと内腔が小さくて厚い心筋の中に静脈血が戻りにくくなる（前負荷の増加）．

治療は，血管拡張薬で血圧を下げる（後負荷を減らす），利尿薬で前負荷をとる（浮腫の改善）ことが有効である．

4.　慢性心不全と前負荷・後負荷

図7に，代償化された慢性心不全のモデルを示す．適切な血圧（後負荷）のコントロールは，心臓内の圧力の上昇を防ぎ，静脈血も心臓内に戻れるようになる．心臓に問題があったとしても，前負荷，後負荷が適切にコントロールされている状態を慢性心不全と設定する．

5.　前負荷・後負荷はどう見極めていくか

うっ血性心不全の急性期（CCUなど

図8　Forrester分類に基づいた心不全治療

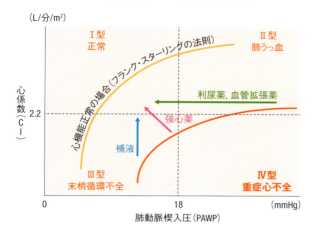

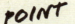

- 心機能が正常な場合，フランク・スターリングの法則に従って容量依存的に心拍出量が増加する（橙色の曲線）.
- 心機能が低下している場合は曲線が 右下方に変位するため（赤色の曲線），強心薬を使って左上に持っていく必要がある.

の重症管理）は，前負荷，後負荷を適切にコントロールして一般病棟に移す．患者は徐々に食事や活動量が増加していき，元気に退院することが多いが，徐々に前負荷，後負荷が増加し，うっ血性心不全が再燃してしまう患者もいる.

したがって，うっ血性心不全の再燃の前に，徐々に増悪する前負荷，後負荷を見極めて治療することが重要である.

後負荷は血圧を見ればわかるが，前負荷はどのように判断していくか．前負荷は"水"であるから，毎日の体重測定や尿量測定が前負荷の判断材料になる（表1〜3）.

心不全の治療戦略

心不全治療の治療戦略（ストラテジー）は，原疾患の治療と増悪因子の是正により，見違えるほどに改善する．冠動脈疾患に対してカテーテル治療が奏効した場合，血管撮影室内でただちに血圧が改善し，心電図が正常化し，本人の症状もまもなく消失することをしばしば経験する．循環器診療の醍醐

味の一部である.

1. 後負荷の増大への対処

後負荷が増大する背景の多くは，末梢血管抵抗が増大していることであり，それに打ち勝つために心筋を太くして強く収縮し，血管抵抗を超える力で血液を全身に送り出そうとする．しかし慢性的に後負荷がかかると，心肥大が起こり拡張性が低下し，拍出量を維持できなくなるという悪循環に陥る.

そこまで重症化させないためには，後負荷を軽減させることを考えればよい．血管拡張薬を用いれば，末梢動脈が拡張し，血管抵抗が減り，血圧が下がり，後負荷が軽くなる．代表的な血管拡張薬としては，ACE阻害薬やアンジオテンシンⅡ受容体拮抗薬（ARB）などが挙げられる.

2. 前負荷の増大への対処

前負荷の増大とともに，心臓ではフランク・スターリングの法則に従い一回拍出量が多くなる．しかし，慢性的に前負荷がかかると心拡大を生じ，十分に収縮できなくなり，拍出量を保て

なくなる可能性がある．透析導入のために，動静脈シャントを作成したために心不全が顕性化したケースを目にすることが多々ある.

こうなる前に前負荷を軽減させる方法として，循環血液量を減少させるような利尿薬投与や，静脈拡張作用を持つ硝酸薬投与を行うことが望ましい．高心拍出状態の改善には，原疾患に対するホルモン治療，貧血の是正，不整脈に伴う頻拍であればβ遮断薬投与による心拍数コントロールが望ましい.

3. Forrester分類に基づいた　心不全治療

重症心不全の管理に際し，おおいに役立つのが，スワン・ガンツカテーテルから得られた情報に基づいたForrester分類である（図8）．縦軸は心係数（CI），横軸が肺動脈楔入圧（PAWP）を示している．心係数は心拍出量を意味し，肺動脈楔入圧は左房圧の代用であり，左室拡張末期圧，つまりは左心室の前負荷を意味する.

Forrester Ⅲ型はうっ血を伴わない低心拍出状態を意味し，Forrester Ⅱ

PAWP：pulmonary artery wedge pressure，肺動脈楔入圧

Part 2 病態で知りたい！

表4　心不全で用いられる治療薬一覧

治療ターゲット	治療薬	代表的な薬剤（一般名）
前負荷に対して	利尿薬	フロセミド，サイアザイド，スピロノラクトン，エプレレノン，トルバプタン
前負荷・後負荷に対して	血管拡張薬	モルヒネ，ニトログリセリン，ニコランジル，カルペリチド，ACE阻害薬，アンジオテンシンII受容体拮抗薬，αβ遮断薬
後負荷軽減と強心作用	ホスホジエステラーゼIII阻害薬	ミルリノン，オルプリノン
	アデニル酸シクラーゼ賦活薬	
強心作用	強心薬	ジギタリス，ドパミン，ドブタミン，ノルアドレナリン
	Ca感受性増強薬	ピモベンダン
心拍数増加を狙って	β刺激薬（またはペーシング治療）	イソプロテレノール
心拍数低下を目標に	β遮断薬	ランジオロール，ビソプロロールフマル酸塩，メトプロロール酒石酸塩
	αβ遮断薬	カルベジロール
	抗不整脈薬	アミオダロン

型は心拍出が保たれているが，うっ血状態を意味する．体血圧がわかり，右房圧がスワン・ガンツカテーテルで測れれば，体血管抵抗が算出でき，左心室の後負荷もわかる．このように，治療のストラテジーを立てるのに大変有用である．

心機能が正常な場合，図8の橙色で書かれた曲線（図4では青色）のように，フランク・スターリングの法則にしたがって容量依存的に心拍出量が増加するが，心機能が低下している場合は，図8の赤色（図4でも赤色）のとおりに曲線が右下方に偏移するため，強心薬を使って左上に持っていく必要がある．そのうえで容量負荷や圧負荷，心拍出量に対して何をどの程度使うかを決める．現在，わが国で使用可能な心不全治療薬を表4に示す．

＊

前負荷と後負荷について，これだけは知っておきたいという点を最後のま

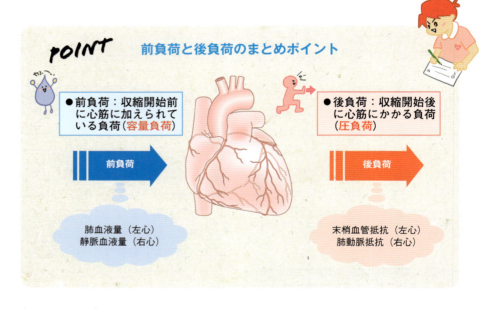

とめポイントとして示す．この分野は筆者の思いとは裏腹に，どうしてもむずかしくなりがちである．前負荷と後負荷を綺麗に切り離して語ることができないこと，薬剤の作用点が明確にどちら一方に効いていると言い切れないことなどが理解をむずかしくしている．

容量負荷が前負荷，圧負荷が後負荷

であり，"どちらも過ぎたるは及ばざるが如し"という概念を理解していただければ，ありがたい．

引用・参考文献
日本循環器学会ほか：循環器病の診断と治療に関するガイドライン（2010年度合同研究班報告）急性心不全治療ガイドライン（2011年改訂版）．2011．

Part 3

検査・治療で知りたい！

心臓カテーテル検査

P.104

補助循環
(IABP, PCPS)

P.111

ペースメーカ

P.118

降圧薬

P.126

1 心臓カテーテル検査

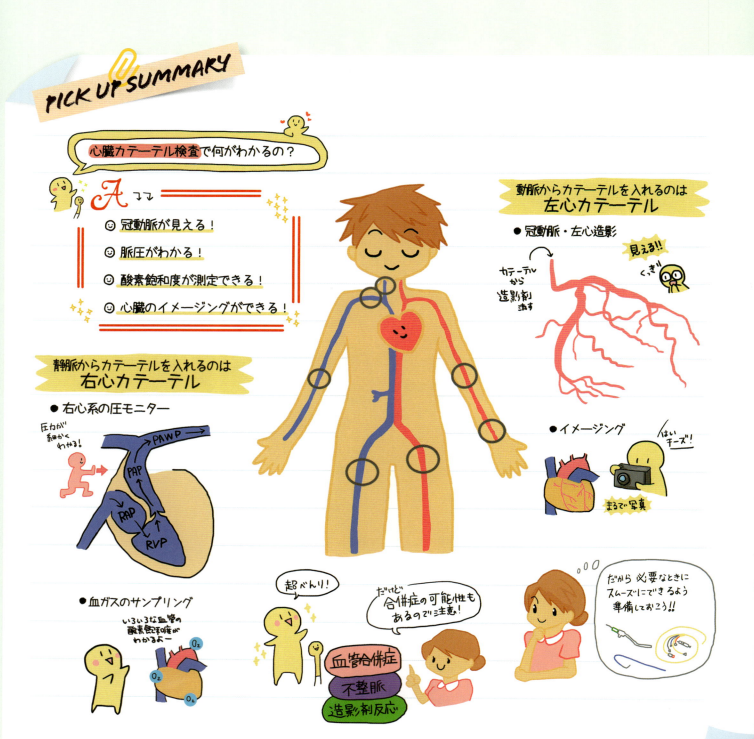

PICK UP SUMMARY

心臓カテーテル検査で何がわかるの？

𝓐 ここ
- ☺ 冠動脈が見える！
- ☺ 脈圧がわかる！
- ☺ 酸素飽和度が測定できる！
- ☺ 心臓のイメージングができる！

静脈からカテーテルを入れるのは **右心カテーテル**

● 右心系の圧モニター

圧力が細かくわかる！

PAWP
PAP
RAP
RVP

● 血ガスのサンプリング

いろいろな血管の酸素飽和度がわかるよー

O_2

動脈からカテーテルを入れるのは **左心カテーテル**

● 冠動脈・左心造影

カテーテルから造影剤流す

見える！！
くっきり

● イメージング

はいチーズ！

まるで写真

超べんり！

だけど 合併症の可能性もあるので注意！

血管合併症
不整脈
造影剤反応

だから 必要なときにスムーズにできるよう準備しておこう!!

心臓カテーテル検査と聞くと，入院が必要な精密検査で，かつては命にかかわる事故が起きることも多々あったが，今では道具や術者の技量が進歩し，安全性は格段に向上している．虚血性心疾患における冠動脈造影検査はスタンダードなものであり，最も正確に責任血管を描出することが可能である．また，冠動脈内イメージングの技術も進歩し，昔は見ることができなかったものが見える時代である．

ここでは，心臓カテーテル検査について，日常的に行われているものに関して解説する．

心臓カテーテル検査の歴史

心臓カテーテル検査（以下，心カテ）を世界で最初に試みたのは，ドイツのDr. Werner Forssmann（図1）である．彼が自分の左肘から尿道カテーテルを静脈に入れ，その先端が右心房にまで届いた写真を収め報告したのが始まりである[1]．

当時，カテーテルを挿入した場所とレントゲン（X線）写真を撮像した場所は，同じ建物の別の階であることが知られていて，撮影するために急ぎ階段を駆け下りる（上がる）様が容易に想像できる．この論文は多くの科学者の目を引くことになるが，この一件を好ましくないと思われた診療科部長からForssmann自身は左遷され，別の病院で泌尿器科医師として働くこととなった．

第2次世界大戦後，彼の論文を目にしたほかの医師らが，心臓病診断と研究のために心カテを発展させ，その基礎となった彼の功績に対し，1956年にノーベル医学・生理学賞が授与された．

心臓カテーテル検査とは

心臓カテーテル検査は，X線透視下でカテーテル（ドイツ語表記でKatheter，細い管という意味）という2mm前後の細い管を動脈や静脈の中に入れ，血圧や酸素濃度の測定，造影検査を行い心臓の情報を集める検査の総称である．

現時点で行われている心カテを表1に示す．心カテには静脈からカテーテルを挿入し右心系を検査する右心カテーテルと，動脈からカテーテルを挿入して左心系を検査する左心カテーテルに大きく分類される．これらの検査で得られた情報は，現在の心臓の状態を正確に知ることができ，治療を決めていくうえで重要である．

Part 3 検査・治療で知りたい！

図1 心臓カテーテル検査の歴史

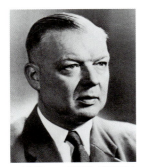

写真提供：PPS通信社／学研GPA

Dr. Werner Forssmann（写真）が，自身の静脈に尿道カテーテルを入れ，先端が右心房に届いたX線写真を収め報告したのが始まりである．

表1 さまざまな心臓カテーテル検査

造影検査	冠動脈造影（バイパス含）	酸素飽和度測定	シャント疾患に対する心房内・心室内・血管内酸素飽和度測定
	心室造影（右・左）	電気生理学的検査	徐脈性不整脈や頻脈性不整脈に対する発生メカニズム解明
	大動脈造影	冠動脈内イメージング	血管内超音波（IVUS）
	肺動脈造影		血管内視鏡
	経肺動脈的左心室造影		ドップラーフローワイヤー
	冠攣縮誘発試験		光干渉断層法（OCT）
内圧測定	スワン・ガンツカテーテルを用いた右心カテーテル（右房圧，右室圧，肺動脈圧，肺動脈楔入圧）や心拍出量測定	生検	心筋生検（右心室・左心室）
	心室内，左心室－大動脈圧較差		
	右心系・左心系同時圧		
	冠動脈内圧		

IVUS：intravascular ultrasound，血管内超音波
OCT：optical coherence tomography，光干渉断層法

カテーテルの穿刺部位

カテーテル検査のための穿刺部位を**図2**に示す.

右心カテーテルは**図2-左**に示すとおり，大腿静脈，内頸静脈，鎖骨下静脈，上腕静脈からアプローチすることが多い.

一方，左心カテーテルの場合，動脈穿刺が必要となる.静脈に比べて動脈は圧が高いため，確実な穿刺が要求される.用いられる血管は，**図2-右**のように，大腿動脈，上腕動脈，橈骨動脈である.中でも大腿動脈は最も太い血管のため穿刺が容易だが，検査後，止血をする際に長時間の安静を強いられる.ある一定の太さ以下のカテーテルを用いるのであれば，橈骨動脈アプローチが合併症も少なく，検査後に歩行可能ゆえ，今では広く用いられている.

表2に，動脈穿刺部位の特徴と選択をまとめた.

カテーテルの穿刺方法

カテーテル検査を始めるには，まず血管内にシースという逆流防止弁のついた道具を留置する必要がある.そのためにどのようなことを行っているか，**図3**に順番に図示する.穿刺方法の代表は，セルジンガー法である.

① まず，穿刺する血管の直上に局所麻酔を行う.血管内には痛みを感じる神経がないため，この局所麻酔が十分にできていれば，カテーテル検査で痛みを感じることはない.

②③動脈の上で，穿刺針を45°程度に寝かせて穿刺を行う.典型的なセ

図2　カテーテル検査のための穿刺部位

右心カテーテルの穿刺部位

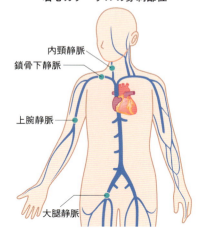

内頸静脈
鎖骨下静脈
上腕静脈
大腿静脈

左心カテーテルの穿刺部位

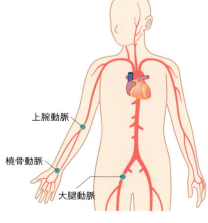

上腕動脈
橈骨動脈
大腿動脈

表2　動脈穿刺部位の特徴と選択

穿刺部位	大腿動脈	上腕動脈	橈骨動脈
穿刺の難易度	容易	容易	やや難
必要な安静時間	長	短	短
シースサイズ	10Fr以上も可	7Frまで	6Frまで
止血に伴う合併症の可能性	高	中	低
穿刺した動脈閉塞のリスク	低	低	中
そのほか	Blue toe症候群（コレステリン塞栓症）	正中神経損傷・圧迫	解剖学的亜型
	動静脈瘻	動静脈瘻	動脈の攣縮
	仮性動脈瘤		

ルジンガー法は，動脈であっても血管を突き抜けるように穿刺をするが，現在では動脈前面のみ穿刺するような工夫を施している(ここで注意しておきたいのは，<u>皮膚の穿刺部と血管穿刺部は微妙に違うことである.止血する場合，血管穿刺部直上を押さえなければ，とくに動脈の止血はできないことがある</u>).

④ 穿刺針の先端が動脈内に入った場合は自然と逆血が拍動性に認められるが，静脈の場合は穿刺針にシリンジを取りつけて陰圧をかけなければ，逆血がわからないことが多い.

⑤⑥ガイドワイヤーを穿刺針(ものによっては内套を抜いた後の外套)の穴よりすばやく挿入する.できれば，透視下で行ったほうがよい.

⑦⑧ダイレーター(内套の役目も兼ねる)のついたシースをガイドワイヤーに沿わせて血管内へ進める.このとき，穿刺部の皮切が少しあるほうが入れやすい.

⑨ シースを入れきった後，ダイレー

図3　穿刺方法の順番（セルジンガー法）

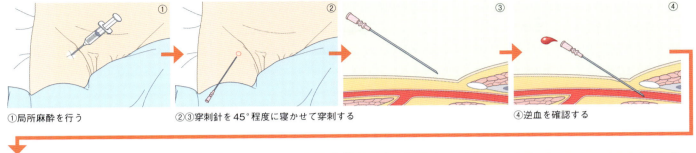

①局所麻酔を行う　　②③穿刺針を45°程度に寝かせて穿刺する　　④逆血を確認する

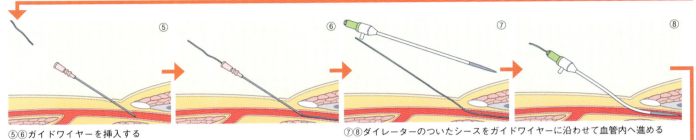

⑤⑥ガイドワイヤーを挿入する　　⑦⑧ダイレーターのついたシースをガイドワイヤーに沿わせて血管内へ進める

ターとガイドワイヤーを抜き，シースの外套だけが留置される．通常は逆流防止弁がついているため，動脈であっても逆血は認めない．弁を通して長いガイドワイヤーやカテーテルを進めるのが，通常の検査方法である．

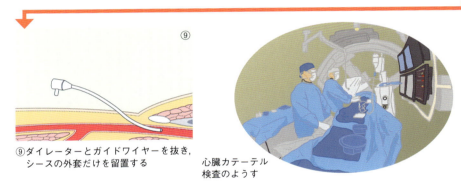

⑨ダイレーターとガイドワイヤーを抜き，シースの外套だけを留置する

心臓カテーテル検査のようす

右心カテーテルの検査

主に，スワン・ガンツカテーテルを用いて右心系の圧モニタを行うことが多い（図4）．実際測定される圧について，表3に示す．

1. 酸素飽和度計測の実際

先天性心疾患の形態や診断はエコーでほぼ可能であるが，Fick法を用いた肺体血流比（Qp/Qs）や実測シャント率を算出するために，カテーテルによる血液サンプリングが行われ，心臓内やさまざまな血管内での酸素飽和度をくまなく計測する．

図4　スワン・ガンツカテーテルを用いた右心系の圧モニタ

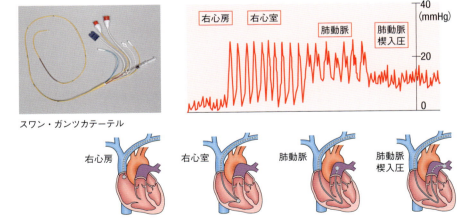

スワン・ガンツカテーテル

右心房　右心室　肺動脈　肺動脈楔入圧

右心房　右心室　肺動脈　肺動脈楔入圧

図5に，心室中隔欠損症の場合の例を示す．左室から右室へ本来ないはず

の血流があるために，正常例と比べて，右心室収縮期圧が20 mmHgから

60mmHgへ上昇しており，右心房と右心室のあいだの酸素飽和度が75％から85％に増えている．これはO_2ステップアップとよばれ，左右心室間での短絡があることを示唆する．

2. 電気生理学検査の実際

不整脈の原因や薬物治療効果判定，カテーテルアブレーションを行う場所の同定のために，電気生理学検査を行う．

図6に，通常の検査で用いるカテーテルの一例を示す．通常は静脈から3～4本の電極カテーテルを右心房，右心室，ヒス束近傍，冠静脈洞内に留置し，心臓内での電気の流れ，発電機能，伝導路の状態，異常に興奮している箇所の有無をチェックする．異常興奮部位や本来ないはずの伝導路が見つかった場合は，その場所に対するカテーテルアブレーションを検査に引き続き行うことができる．

左心カテーテルの検査

左心カテーテルによる検査として，冠動脈造影，左心室造影，圧計測，冠動脈イメージング，心筋生検が挙げられる．

1. 冠動脈造影

冠動脈造影は，左心カテーテルのなかで最も行われる検査で，冠動脈の解剖をみるのがメインである．罹患病変数や奇形など，最近では冠動脈CT検査でもわかる情報が増えているが，虚血性心疾患に対するほかの非侵襲的検査法では得られない情報を得るのが主目的である．

ジャドキンス（Judkins）左用（図7-上），右用（図7-中）カテーテルの先端を，それぞれの冠動脈入り口に少しだけ入れて，体の外に出ている部分から造影剤

図5　右心カテーテルによる酸素飽和度の測定：心室中隔欠損症の場合

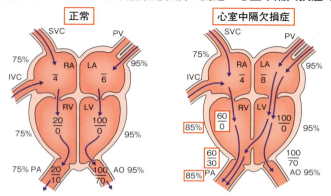

左室から右室へ本来ないはずの血流があるために，正常例と比べて，右心室収縮期圧が20 mmHgから60 mmHgへ上昇しており，右心房と右心室のあいだの酸素飽和度が75％から85％に増えている（O_2ステップアップ）．

表3　実際測定される圧

	酸素飽和度	基準値	意義
中心静脈圧 （CVP）	<80％	2～8 mmHg	右房圧に近く，循環血液量の増加や右心不全で上昇する．逆に脱水で低下する
右房圧 （RAP）	<80％	1～5 mmHg	三尖弁狭窄で心房充満波の上昇を認め，心室充満波（v波）の増高は三尖弁逆流増加や右心不全でみられる
右室圧 （RVP）	<80％	15～30/ 1～7 mmHg	肺高血圧や肺動脈弁狭窄で収縮期圧上昇を認め，右心不全や心タンポナーデで拡張期圧も上昇を認める
肺動脈圧 （PAP）	<80％	15～30/ 4～13 mmHg	肺動脈拡張期圧で肺動脈楔入圧の代用をすることがあるが，正確ではない
肺動脈楔入圧 （PAWP）	95％以上	4～13 mmHg	肺動脈末梢部で測定するので，左房圧，左室拡張期圧を反映する．18を境にForrester分類が変わる
心拍出量 （CO）	左心室 98％以上	4～7 L/分	Fick法と熱希釈法のいずれかで測定ができる
心係数 （CI）		2.5～4.0 L/分/m^2	心拍出量を体表面積で割って求める．2.2を境にForrester分類が変わる

図6　右心カテーテル留置の例

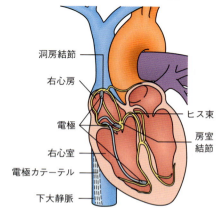

静脈から3～4本の電極カテーテルを右心房，右心室，ヒス束近傍，冠静脈洞内に留置し，心臓内での電気の流れ，発電機能，伝導路の状態，異常に興奮している箇所の有無をチェックする．

図7　左心カテーテルの種類

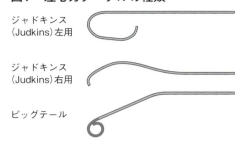

ジャドキンス（Judkins）左用

ジャドキンス（Judkins）右用

ピッグテール

図8　左右冠動脈造影

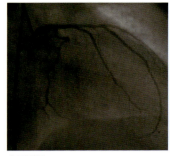
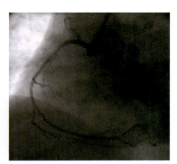

左冠動脈　　　　　　　右冠動脈

図9　正常左心室造影

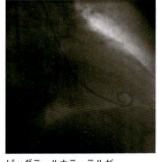
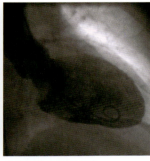
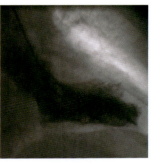

ピッグテールカテーテルが入っている状態（造影前）　　左心室の拡張期を示す　　左心室の収縮期を示す

を流し，流れているうちに写真を撮影する．

代表的な左右冠動脈の写真を，**図8**（左：左冠動脈，右：右冠動脈）に示す．検査用には4フレンチ（Fr）〜5Frがメインで使用されており，治療用は5Fr以上の太さのものを用いる．

2. 左心室造影

ピッグテール（豚のしっぽ）カテーテル（**図7-下**）とよばれるものを左心室の中に入れ，大量の造影剤を一気に入れることで左心室の造影検査を行う．

正常左心室造影を**図9**に示す．**図9-左**がピッグテールカテーテルのみが入り，造影する前の状態．**図9-中**は拡張期を示し，**図9-右**が収縮期である．左心室の動き具合，奇形や形態，僧帽弁逆流の評価を行うときに用いる．理想的には2方向より撮影し，壁運動の評価を行う．大動脈弁直上にピッグテールカテーテルを置き，大量の造影剤を流すことで大動脈弁閉鎖不全の診断に用いることもある．

3. 圧計測の実際

次に，左心カテーテルによる圧計測について述べる．

左心室内で，手前と奥で圧力に差を生じる疾患がある．これを，閉塞性肥

大型心筋症という．この疾患では，なんらかのカテーテルを左心室内に入れて，適切な場所で圧を測定すると違う場合がある．

図10に，閉塞性肥大型心筋症の典型例を示す．左室心尖部と左室流出路付近で測定した圧に明らかな較差を生じており，心室内から大動脈へ血液の流出を妨げる何か（通常は肥大した心筋）が存在することを予想させる．カテーテル検査を何度と行うには侵襲性が高いので，心エコーにて代用することが多い．

かつては大動脈弁狭窄症の患者に対して，大動脈弁と左心室内の圧較差を測定するためにも用いられたが，合併症が問題となることがあるため，今では積極的に行わなくなった．

4. 冠動脈内イメージング

近年の画像診断の進歩は，目を見張るものがある．冠動脈自体は造影剤を用いるCTによって，石灰化さえなければ解像度が高く，大変きれいな写真が撮影できる（**図11-①**）．血管内に蓄積した粥腫の状態まで検出することができる．

なんらかの理由で造影剤の使用ができない場合であっても，**図11-②**のように冠動脈MRAによって診断補助できるようになってきたが，CTほどの診断能はいまだ獲得できていない．

粥腫のイメージングは非侵襲的にはCTで，カテーテルを用いてよければ血管内超音波（**図11-③**）か光干渉断層法（**図11-④**）にて評価することができる．光干渉断層法では血管内超音波の

図10　左心カテーテルによる圧測定：閉塞性肥大型心筋症の例

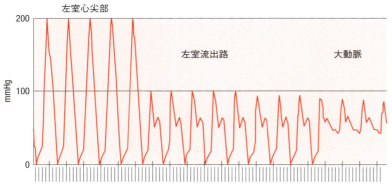

左室心尖部と左室流出路付近で測定した圧に明らかな差があり，心室内から大動脈へ血液の流出を妨げる何らかの存在（通常は肥大した心筋）を予想させる．

表4　心臓カテーテル検査でみられる主な合併症

項目	頻度(%)	項目	頻度(%)
血管合併症	0.43	脳血管事故	0.07
不整脈	0.38	心筋梗塞	0.05
造影剤反応	0.37	心房・心室穿孔	0.03
血行動態合併症	0.26	そのほかの合併症	0.28
総死亡	0.11	すべての重要な合併症	1.70

Scanlon PJ, et al.：ACC/AHA guidelines for coronary angiography. A report of the American College of Cardiology/American Heart Association Task Force on practice guidelines（Committee on Coronary Angiography）. Developed in collaboration with the Society for Cardiac Angiography and Interventions. J Am Coll Cardiol, 33（6）：1756-1824, 1999. より引用

図11　冠動脈内イメージング

①冠動脈CT　　②冠動脈MRA　　③血管内超音波　　④光干渉断層法

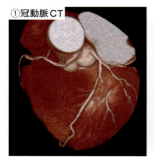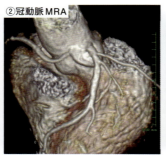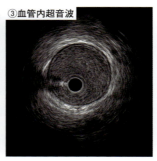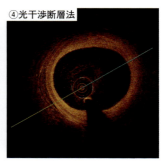

約10倍の解像度を有しているので，近年では最もきれいに血管内の情報を描出することができる．

5. 心筋生検

　心筋生検は，心筋症や心筋炎の診断のために行われることがある．右心室，もしくは左心室のどちらからも行われる．直視下ではなく，あくまで透視を見ながら見えない心筋を生検鉗子で摘む手技であるため，少ない確率だが，一定の割合で穿孔（鉗子により心筋に穴を空けてしまう）を起こす可能性がある．

　海外では生検に否定的であるが，心移植後の拒絶反応を評価するには必要な検査であり，急性心筋炎での組織所見が治療法を決めることがあるため，

ときに重要な検査となりうる．

心臓カテーテル検査の合併症

　心臓カテーテル検査でみられる主な合併症を表4に示す．人が行う手技であるので，残念ながら絶対に安全な検査ではない．しかし，合併症は道具の進歩により格段に昔より減少している．これらのことは包み隠さず患者へ伝えたうえで了解を得て，検査を行うことが重要である．

＊

　心臓カテーテル検査は，手技の早さよりも安全が第一である．不必要なカテーテル検査とX線透視は慎むべきで

あるが，必要と判断した場合は禁忌でないかぎり行う．

　劇的な治療への第一歩でもあるため，今後も重要な役割を担っていくことだろう．スムーズに行えるよう皆が準備しなければならない検査であり，慣れることなく，医療従事者が緊張感をもって臨む必要がある．

引用・参考文献
1）Werner Forssmann：Die Sondierung des Rechten Herzens. Klinische Wochenschrift, 8（45）：2085-2087, 1929.
2）Scanlon PJ, et al.：ACC/AHA guidelines for coronary angiography. A report of the American College of Cardiology/American Heart Association Task Force on practice guidelines（Committee on Coronary Angiography）. Developed in collaboration with the Society for Cardiac Angiography and Interventions. J Am Coll Cardiol, 33（6）：1756-1824, 1999.

2 補助循環（IABP, PCPS）

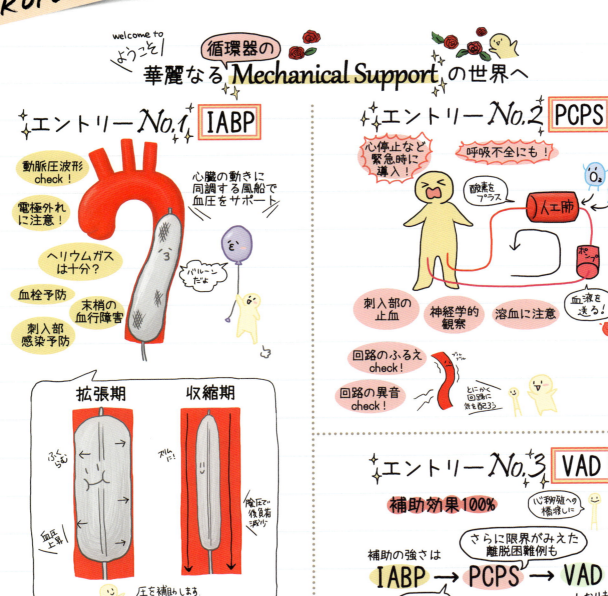

welcome to
ようこそ！ 循環器の
華麗なる **Mechanical Support** の世界へ

✦エントリーNo.1 **IABP**

動脈圧波形 check！

電極外れに注意！

ヘリウムガスは十分？

血栓予防

末梢の血行障害

刺入部感染予防

心臓の動きに同調する風船で血圧をサポート

バルーンだよ

拡張期　収縮期

ふくらむ

血圧上昇

スルに！

陰圧で後負荷減少

圧を補助します.

✦エントリーNo.2 **PCPS**

心停止など緊急時に導入！

呼吸不全にも！

酸素をプラス

人工肺

血液を送る！

刺入部の止血

神経学的観察

溶血に注意

回路のふるえ check！

回路の異音 check！

とにかく回路に気を配ろう

✦エントリーNo.3 **VAD**

補助効果100%

心移植への橋渡しに

さらに限界がみえた離脱困難例も

補助の強さは

IABP → **PCPS** → **VAD**

圧補助の限界

となります.

111

　循環器領域のメカニカルサポートは，BiPAPや気管内挿管下の人工呼吸のほかに，大動脈内バルーンパンピング(IABP)や経皮的心肺補助(PCPS)，補助人工心臓(VAD)による循環補助が挙げられる．重症心不全やショック状態から立てなおすのに，これらのサポートが必要な状況にしばしば遭遇する．一度装着すると困難な循環管理と装置のメインテナンスが常時要求され，まったく気が抜けない．

　ここでは，難解な機械を用いたサポートについて，とくにIABPとPCPSに重点を置き，やさしく解説する．

大動脈内バルーンパンピング(IABP)

1. IABPとは

　IABPは，補助循環のなかで最も頻回に用いられる方法の1つである．

　大きくて細長い風船のついた大動脈内カテーテルを，胸部下行大動脈内に図1のように留置する．装着するのに対象となる疾患は，表1のとおりである．

2. IABPの原理

　下行大動脈内に留置した細長い風船(バルーン容積は30～40cc：中はヘリウムガスで充満させる)は，心臓の動きに同調する(図2)．

　図3には，2：1(自己心拍2拍に対してIABP 1回作動)補助時に描かれる圧波形を示す．

1)拡張期

　拡張期にはバルーンを膨張させることにより，下記の2点の効果が期待できる．これをdiastolic augmentationという．

①冠血流量増加(拡張期血圧の上昇により)

②平均大動脈圧の維持(拡張期血圧を上昇させ，平均大動脈圧を上げる)

図1　IABPのバルーン留置位置

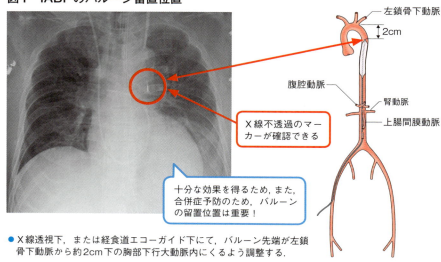

左鎖骨下動脈
2cm
腹腔動脈
腎動脈
上腸間膜動脈
X線不透過のマーカーが確認できる

十分な効果を得るため，また，合併症予防のため，バルーンの留置位置は重要！

● X線透視下，または経食道エコーガイド下にて，バルーン先端が左鎖骨下動脈から約2cm下の胸部下行大動脈内にくるよう調整する．

表1　IABPの適応と禁忌，合併症

適応	• 急性心筋梗塞 • 虚血性心疾患(内科治療に反応しない不安定狭心症など) • 心原性ショック • 体外循環離脱困難や術後低心拍出量症候群 • 経皮的冠動脈形成術(PCI)時の血行動態補助 • ハイリスクな冠動脈バイパス術前 • 心不全治療(僧帽弁閉鎖不全時の後負荷軽減目的)
禁忌	• 重症大動脈弁閉鎖不全症 • 胸部・腹部の大動脈瘤や大動脈解離
合併症	• 挿入部の血腫・出血 • 挿入部以下の下肢虚血などの血行障害 • 大動脈損傷　　　　　• 動脈解離 • 血栓症・塞栓症　　　• 感染 • バルーン破裂によるガス塞栓　• 血小板減少 • 溶血　　　　　　　　• 脊髄動脈虚血による脳神経障害 • 腹部動脈虚血による腸管虚血

BiPAP：biphasic positive airway pressure，二相性気道陽圧　　　IABP：intra-aortic balloon pumping，大動脈内バルーンパンピング
PCPS：percutaneous cardiopulmonary support，経皮的心肺補助装置　　VAD：ventricular assist device，補助人工心臓
PCI：percutaneous coronary intervention，経皮的冠動脈形成術

図2　IABPの効果：拡張期と収縮期

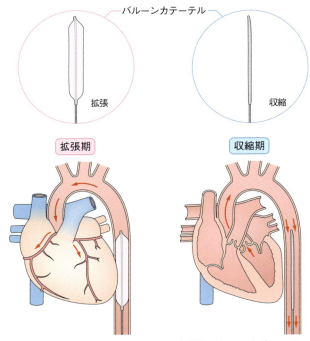

拡張期にバルーンをインフレーション

収縮期にバルーンをデフレーション

図3　IABPの圧波形（2：1補助時）

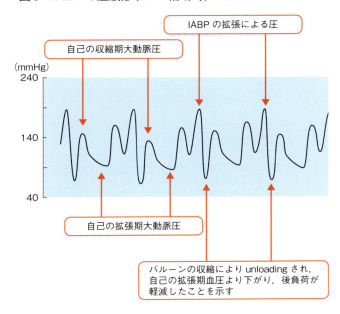

- 自己の収縮期大動脈圧
- IABPの拡張による圧
- 自己の拡張期大動脈圧
- バルーンの収縮により unloading され，自己の拡張期血圧より下がり，後負荷が軽減したことを示す

● 2：1（自己心拍2拍に対してIABP1回作動）補助時の圧波形を示す.

2）収縮期

収縮期にはバルーンを急速にしぼませること（デフレーションという）で大動脈内に急激な陰圧がかかり，心臓から全身へ血液が楽に引き出されることから，下記の2点の効果が期待できる. これを systolic unloading という.

①心仕事量の減少（陰圧をかけて後負荷を減少させることで）

②心筋酸素消費量の減少（圧仕事量減少により）

3．IABPの留置方法

バルーン付きカテーテルを大腿動脈より胸部下行大動脈内に留置する（図1）. 大腿動脈から穿刺をするアプローチが一般的であるが，上腕動脈から刺入することもある.

バルーンの収縮と拡張は，心電図に同期させたり，大動脈圧に同期させることもあるが，最近ではカテーテルの先端から光センサーが圧を感知して，バルーンの収縮と拡張に対する至適タイミングを自動で選んでくれるものが汎用されている.

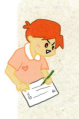

POINT

- IABP（大動脈内バルーンパンピング）は，下行大動脈内に留置した細長いバルーンを，心臓の動きに合わせて拡張・収縮させることにより圧を補助する.

- IABPが駆動しているときには，動脈圧波形や心電図などのモニタリング，清拭などによる電極はずれのチェック，刺入部の観察や固定のチェック，バルーンに入れるヘリウムガスの確認などを厳重に行う.

4．IABP管理の注意点

IABPが駆動している際に看護師が注意する点を，表2に示す. これらに注意しながら，厳重に管理することが望ましい.

表2　IABP駆動の際の注意点

- ☑ IABPが効果的であるか，動脈圧波形をチェックする．

- ☑ 心電図やモニターに同期させている際，清拭などで電極がずれていないか確認する(場合によってはIABPが止まってしまう)．

- ☑ ヘリウムガスの残りは十分にあるかチェックする．

- ☑ 十分なガスが送り込まれて，バルーンが適切に収縮と拡張を行えているかチェックする．

- ☑ 刺入部の観察(出血や血腫など)と感染予防に努める．

- ☑ 挿入している場所より末梢の血行障害の有無を確認する．

- ☑ 固定のしかたが，膝関節をまたいで固定していないか(関節をまたぐと固定がずれる危険性が高い)チェックする．

- ☑ 不整脈出現時はIABPが有効に同期しないため，不整脈をコントロールするか，IABPのモードを内部同期に固定することがある．

- ☑ とくに2：1以下で駆動させる場合は，血栓予防のために抗凝固薬を用いる．

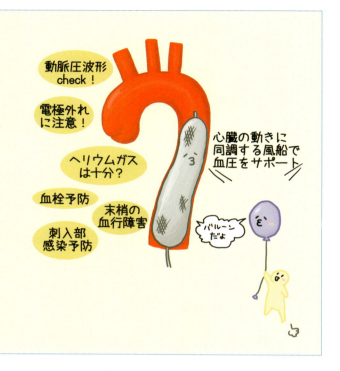

動脈圧波形 check！

電極外れに注意！

ヘリウムガスは十分？

血栓予防

末梢の血行障害

刺入部感染予防

心臓の動きに同調する風船で血圧をサポート

バルーンだよ

5. IABPの限界

　IABPは基本的に圧補助であり，その効果は正常心機能の15〜20％，流量補助としては約1L/分程度と考えられている．

　よって，IABP導入後も改善しない心不全や不整脈症例には，流量補助のできるPCPSが必要となる．

経皮的心肺補助装置 (PCPS)

1. PCPSとは

　海外では「extracorporeal membrane oxygenation (ECMO)」と呼ばれるのが一般的であり，実際は呼吸不全に用いられる「呼吸ECMO」，循環不全に用いられる「循環ECMO」，心肺蘇生時に用いられる「extracorporeal cardiopulmonary resuscitation (ECPR)」の3種類に分けられる．

　わが国では，静脈脱血・静脈送血のものをECMOと呼び，PCPSは静脈から脱血して動脈へ送血するものを示すことが多い．経皮的に導入できる補助循環の中では，流量補助が可能で心補助率が高く呼吸と循環の補助ができるものである．

　実際には，図4のような機械を装着させる．装着の適応となるものはIABPと似ているが，PCPSのほうが肺の要素を含むため呼吸不全患者にも導入可能であること，心停止後の蘇生に使用されることが多い．

　表3に，PCPSの適応と導入基準，禁忌，合併症を列記する．

2. PCPSの原理

1) PCPSの構造

　経皮的にカニュレーションで導入できる，遠心ポンプと膜型人工肺を用いた閉鎖回路の人工心肺装置である(図4)．

　手術室で用いる人工心肺との違いは，回路をコンパクトにして，回路内の容量を少なくするために脱血側リザーバーや吸引回路などが省略されている．また，カニューレ挿入部位が経皮的に大腿動脈および大腿静脈であることから，開胸操作を行わずに使用できることが大きな違いである．

2) PCPSの流量と自己心拍出

　図5に示すとおり，PCPSからの流量が多すぎると，心臓にとっては後負荷増大につながり，心室内に血流が停

図4　PCPSの構造

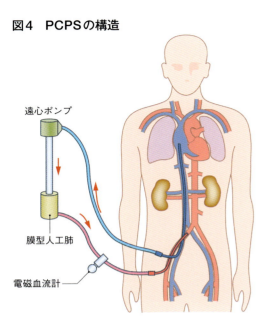

遠心ポンプ

膜型人工肺

電磁血流計

- PCPS（経皮的心肺補助）は，右心房下に静脈留置した脱血カニューレから血液を抜き出し，人工肺を介して酸素化された血液を動脈へ送血する．多くは急変時や緊急時に導入する．

- PCPSが駆動しているときには，刺入部の出血管理・清潔確保，回路の震えや異物・空気混入のチェック，尿量チェック，神経学的所見の評価などを厳重に行う．

- PCPSは，経皮的にカニューレーションで導入できる，遠心ポンプと膜型人工肺を用いた閉鎖回路の人工心肺装置である．

- 右心房下に留置した脱血カニューレから血液を抜き出し，ポンプで人工肺へ送り，酸素化された血液を大腿動脈から総腸骨動脈へ送血する．

表3　PCPSの適応・導入基準・禁忌・合併症

適応	• 急性心筋梗塞や急性心筋炎による心原性ショック • 心停止に伴う心肺蘇生 • 体外循環離脱困難時の生命維持 • 偶発的低体温による循環不全 • 急性肺塞栓に対する循環維持 • 重症肺障害による呼吸不全に対する呼吸補助 • 経皮的冠動脈形成術(PCI)時の血行動態補助
基準	• 心係数＜2.0L/分/m²(成人) • 収縮期血圧＜80〜90mmHg • 左心不全時の肺動脈楔入圧＞18mmHg • 右心不全時の中心静脈圧＞18mmHg，左心房圧＞5mmHg • 尿量＜0.5mL/kg/時 • PaO_2/F_IO_2＜80mmHg • 混合静脈血酸素飽和度＜65％
禁忌	• 非可逆性脳障害 • 大動脈解離 • 出血性ショック • 重度の大動脈弁閉鎖不全 • DICを含む凝固異常 • 悪性腫瘍末期状態
合併症	• 挿入部の血腫・出血(IABPより多い) • 挿入部以下の下肢虚血(血行再建が必要になることが多い) • 大動脈損傷，動脈解離 • 溶血(これにより腎機能が悪化することがある) • 血栓症・塞栓症(IABPよりも強力に抗凝固を行う必要がある) • 感染 • 混入した回路内の空気塞栓 • 血小板減少，DIC

滞するため血栓形成の危険性がある．後負荷を軽減させる目的で，ミキシングゾーンでのIABPを併用することは意味があると考えられている．

ただし，劇症型心筋炎急性期のように，純粋な心停止状態であれば自己心からの拍出はあまり期待できず，十分な流量を機械で確保する必要がある．逆に自己心の拍出がある場合は，自己肺の状況しだいでPCPSの流量を減らして管理する必要がある．常に動脈圧波形に注目しながら自己心の拍出を生かす工夫を要する．

3) 自己肺の酸素化能の評価

自己肺の酸素化能を調べるためには，右上肢(右橈骨動脈に留置したAラインが理想である)の動脈血ガスかSpO₂で評価するのが望ましい．

PCPSから送られる血液は十分に酸素化されているが，**図5右**のような状況では右鎖骨下動脈および右上肢の動脈血は機械からの逆行性血流が占める

PaO₂ : arterial oxygen pressure，動脈血酸素分圧
F₁O₂ : fraction of inspired oxygen，吸入気酸素濃度
DIC : disseminated intravascular coagulation，播種性血管内凝固症候群

ことになるため，自己肺の機能を評価することができない．

逆に，**図5左**のような状況であれば，自己肺で酸素化された血流が自己心の拍出で上肢と脳へ理論上送られるため，肺の酸素化能を評価することが可能と考えられる．

3. PCPSのウィーニング

急場を凌ぐためのPCPSであるため，離脱できる場合は可及的速やかに離脱すべきである．

血行動態や自己肺の状態など，さまざまな状態のチェックが必要である．離脱できるか否か，まずは補助流量

図5 PCPSの補助流量の目安

● 補助流量の目安
• 補助流量50mL/kg/分を目安に行う
• 自己心拍での温存可能な流量を維持する

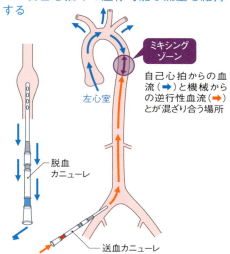

ミキシングゾーン

自己心拍からの血流（➡）と機械からの逆行性血流（➡）とが混ざり合う場所

左心室

脱血カニューレ

送血カニューレ

● 補助流量が多いと……
• 後負荷の増大
• 心内腔血栓形成

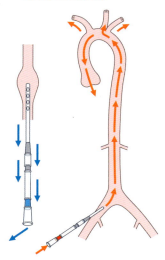

表4 PCPS駆動の際の注意点

☑ PCPSが動いているあいだ，とくに補助流量が多いあいだは，スワン・ガンツカテーテルの示す値はあてにならない．

☑ 非常に太いカニューレが鼠径部（場合によっては頸部や胸部）に入っているため，刺入部の出血管理と清潔の確保がきわめて重要である．

☑ 血管内ボリュームが少なかったり，脱血用カニューレが血管壁に当たっていると脱血不良となり，回路がブルブルとふるえ始めるため，ふるえの有無のチェックが必要である．

☑ とくに送血用カニューレが入っているほうの下肢色調の観察が必要であり，血流障害がある場合は，外科的であってもPCPS回路と下肢動脈のあいだにシャントを作成する必要がある．

☑ 勢いよく血液を送り出すため溶血が必発であり，尿が赤褐色になった場合は腎保護を考え，ハプトグロビン®投与を検討する．ショック等で腎不全を併発することが多いため，尿量が確保できなければ遅滞なくCHDF等の導入を行う必要があるため，尿量チェックは重要である．

☑ ポンプや回路の音がおかしいと思った場合は，異物や空気が混入していることがあるため，確認が必要である．

☑ 強力な抗凝固を行うため，ウィーニングの過程で実は脳出血を合併，ということもしばしばあり，神経学的診察も随時行うことが必要である．

☑ 停電した場合，手動でモーターを回転させることがあるため，使い方を知っておく必要がある．

☑ 移動時には酸素ボンベを含めて，回路に対して十分な注意を払う必要がある．

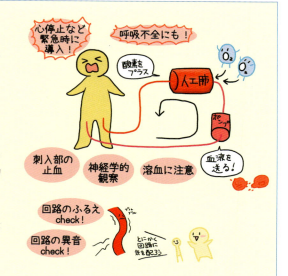

CHDF：continuous hemodiafiltration，持続的血液濾過透析

表5　IABP，PCPS，VADの違い

	IABP	PCPS	VAD
補助形式	圧補助	流量補助	流量補助
補助部位	左心補助	左心・右心補助	左心補助が主体だが，右心補助併用もある
補助効果	15 ～ 20 ％	約70 ％	100 ％
ポンプ設置場所	大動脈内	体外	体外もしくは体内
呼吸補助	行わない	行う	行わない
適応	前述（表1参照）	前述（表3参照）	心移植へのブリッジ
ポンプ型式	バルーン	非拍動型（定常流型）	拍動型・非拍動型
補助期間	通常7日程度	通常7日程度	年単位の補助可能
抗凝固療法	必須	必須	必須

1.0 ～ 1.5 L/分にて十分な自己圧があることが大前提となる.

その他，以下の①～⑤などを確認のうえ，さらに流量を短時間落として離脱可能かを判定する"離脱テスト"を行い，そのうえで十分な人員を確保できる環境下で抜去を試みる.

①心エコーによる心機能評価
②スワン・ガンツカテーテルによる血行動態把握
③右上肢での血液ガス分析
④呼気終末二酸化炭素濃度（$EtCO_2$）測定を含めた人工呼吸器設定の確認
⑤十分なカテコラミン投与ののりしろが残されているか

4. PCPS管理の注意点

多くは急変時や緊急時に導入する機械であり，待機的に導入できないため，開始に手をこまねいた場合は離脱も困難なことが多く，人為的な合併症も無視できない.

PCPSが駆動している際に看護師が注意する点を，表4に示す.

5. PCPSの限界

PCPSは流量補助により，正常心機能の約7割をサポートすることが可能である．導入時の穿刺ひとつでその後の合併症発現も変わってくることが多く，また導入が必要な症例は重症例が多いことから，離脱ができないことも多々ある.

肺の機能は温存できても心機能の改善が見込めない場合は，VAD（補助人工心臓）が必要となる（p.92参照）.

補助循環の導入と管理につよくなるために

IABP，PCPS，VADの違いを表5にまとめる.

それぞれに用途の違いこそあるが，いずれも重症例に導入し，厳重な管理を要する機器である．大きな機械が装着されるたびに，身体は何と絶妙なバランスを保っているのかと再認識させられる．一時的に悪い状態をしのぐために，常日ごろから血行動態や呼吸管理に対して十分な興味を持っていなければ対処が遅れる可能性が高い.

導入と管理のためにトレーニングは必須であり，多くの症例を担当することが機械に強くなるための近道である.

Part 3　検査・治療で知りたい！

$EtCO_2$：end-tidal carbon dioxide，呼気終末二酸化炭素濃度

3 ペースメーカ

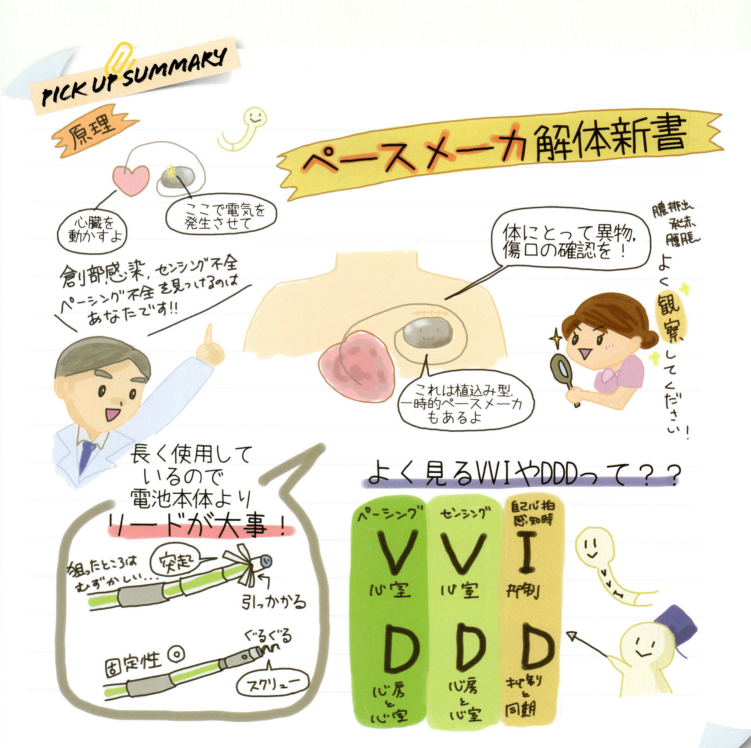

ペースメーカ（pacemaker：PMと略されることが多い）とは，電気的刺激を発生させ，心臓を拍動させることができる装置である．現代医療がどれだけ進歩しても，脈拍の遅くなった患者を根本的に治療する薬は開発されていない．今のペースメーカの形になったのは1970年代で，電池寿命が少しずつ延び，現在ではMRI対応ペースメーカまでが世に出まわっている．

ここでは，ペースメーカの機能と治療について，心電図を交えてできる限りやさしく解説する．

ペースメーカの原理

徐脈性不整脈に伴い，脈が極端に遅くなると，脳血流が低下し，めまい，眼前暗黒感，失神などの脳虚血症状が出現する．それを予防するため心臓に対して働く電気刺激発生装置がペースメーカである．

ペースメーカ（ジェネレータもしくはプログラマー）から出た信号は，電線（リード）を通して心臓へ伝えられ，電気的興奮を生じさせる．これにより心臓が拍動し，全身への血流が保たれる．

ペースメーカの種類と適応

体外から刺激を加える一時的ペースメーカと（図1），数年間持続する電池とともに体内に植え込んで使用する植え込み型（恒久的）ペースメーカがある（図2）．

一時的ペースメーカは電池が体外にある．通常はX線透視下で右心室の適切な場所にリードを持って行き，留置する（図1左）．体表にパッドを貼り，ペーシングを行う経皮的ペーシングも

あるが，かなり限られる（図1右上）．心臓手術時に心筋表面へ電極を置いてきて，体表でジェネレータを装着して使う場合もある．

一時的ペースメーカ適応疾患は以下のとおりである．

【一時的ペースメーカの適応疾患】
a. 有症状の洞不全症候群
b. 有症状の高度房室ブロックを含めたモビッツⅡ型2度房室ブロック
c. 有症状の完全房室ブロック
d. 上記不整脈に伴うアダムス・ストークス症候群

図1 一時的ペースメーカ

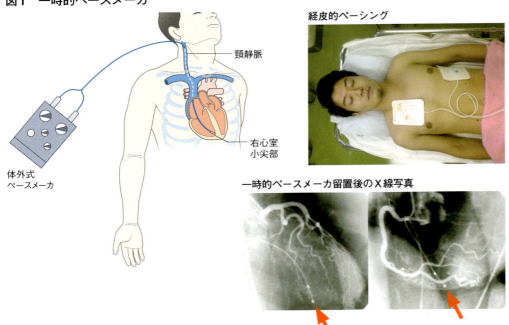

頸静脈

右心室
小尖部

体外式
ペースメーカ

経皮的ペーシング

一時的ペースメーカ留置後のX線写真

● 一時的ペースメーカは電池が体外にあり，経静脈的にリードをX線透視下で右心室に留置する（左図）．

● 体表にパッドを貼り，ペーシングを行う経皮的ペーシングもあるが，かなり限られる（右上写真）．

● 心臓手術時に心筋表面へ電極を置いてきて，体表でジェネレータを装着して使う場合もある．

● 冠攣縮性狭心症のアセチルコリンを用いた攣縮誘発試験時，薬物によって房室ブロックが生じるため，一時的ペースメーカを留置する（右下X線写真，本例では大腿静脈から挿入され，赤色矢印がリードの先端）．

● 下壁急性心筋梗塞に伴う房室ブロックや冠動脈治療，弁膜症治療中に徐脈にならないようにあらかじめ留置されることもある．

Part3 検査・治療で知りたい！

図2　植え込み型ペースメーカ

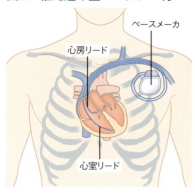

植え込んだ後の皮下の状態

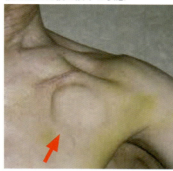

DDDペースメーカ留置後の胸部X線写真

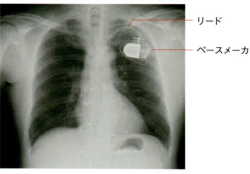

- ● 植え込み型のペースメーカは，電池本体とリードからなる．
- ● リードは心房リードと心室リードを通常用いるが，心室リードのみ，もしくは心房リードのみのこともある．
- ● 中央の写真が植え込んだ後の皮下の状態である．痩せた人は電池の形がくっきり見える．

図3　ペースメーカのリード

タインドリード

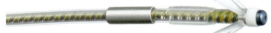

スクリューリード

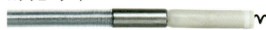

（写真提供：日本ライフライン株式会社）

- ● 左をタインドリードという．リードの先端にヒゲのような突起物（タイン）が取り付けられていて，これを心腔内の肉柱に引っかけることで心筋に留置する．
- ● 右がスクリューリードである．先端のスクリューは，心血管内挿入中は収納されていて，手元を数回転させることで初めて顔を出す．固定性がよく，ずれることが少なく，狙った場所に留置しやすい．

e. 2枝もしくは3枝房室ブロックがあり徐脈による症状を有する

f. 閉塞性肥大型心筋症におけるペーシング治療の有効性評価

g. 徐脈性心房細動に対するペーシング治療の有効性評価

h. QT延長症候群患者の頻拍化（QT間隔が短縮される）

i. 冠攣縮性狭心症のアセチルコリンを用いた攣縮誘発試験時（図1右下，本例では大腿静脈から挿入され，赤色矢印がリードの先端）

j. TAVI施行時の頻拍ペーシング

一時的ペースメーカで急性期を乗り越えられ，長期補助の必要性がある場合は，植え込み型（恒久的）ペースメーカを皮下に留置するための手術を行う．近々，経静脈的に留置できるリードレスペースメーカが販売予定である（「房室ブロック」の項（p.44 ～ 49）参照）．

ペースメーカの構造

図2に示す植え込み型のペースメーカは，電池本体とリードからなる．リードは心房リードと心室リードを通常用いるが，心室リードのみ，もしくは心房リードのみのこともある．

図2中央が植え込んだ後の皮下の状態である．痩せた人は電池の形がくっきり見える．図2右は留置後の胸部X線写真である．電線と電池の位置関係に変化がないか，植え込み時の合併症などが生じていないかをチェックする．

ペースメーカのリードについて

1. リードは重要

皆さんにはリードがいかに重要であるか理解してほしい．

実は植え込み型ペースメーカは，電池本体よりもリードのほうが重要である．なぜならば，電池は数年に一度取り替えるが，リードは長く使用し続ける．植え込み時に最も時間を費やし，適切に作動するためにリード先端を置くべき場所を探し，呼吸によってもリード先端部がずれないよう工夫することが，植え込みの最重要課題である．当

TAVI：transcatheter aortic valve implantation，経カテーテル大動脈弁留置術

図4　VVIペースメーカ

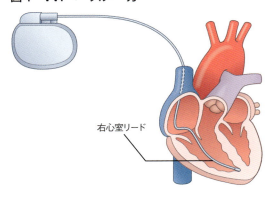

右心室リード

VVIペースメーカ留置後のX線写真

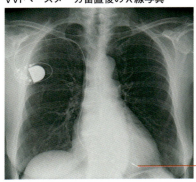

- VVIペースメーカはリードの先端が右心室内に留置される.
- 胸部X線写真では,リードの先端が右室心尖部にあることがわかる.
- 12誘導心電図では,幅の広いQRS波の前にスパイク波が見て取れる.右心室の心筋自体を刺激しているため,伝導路を介さずに右心室から左心室へ興奮が伝播することから,波形としては完全左脚ブロックと同じものになる.

リードの先端

VVIペースメーカの12誘導心電図

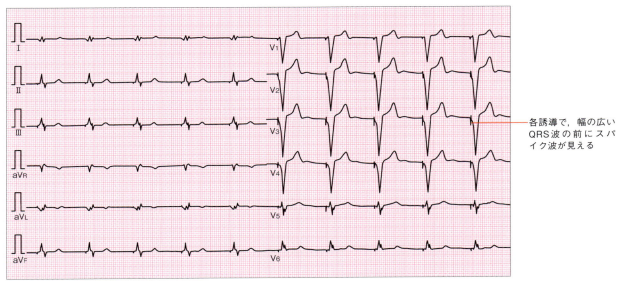

各誘導で,幅の広いQRS波の前にスパイク波が見える

然,横隔神経を刺激して,twitching（筋攣縮）を起こすような場所へのリード留置は避けるべきである.

2.　リードの種類

図3に示す通り,大きく分けて2種類のリードが普及している.

1）タインドリード

リードの先端にヒゲのような突起物（タイン）が取り付けられていて,これを心腔内の肉柱に引っかけることで心筋に留置する.そして,先端に付いて

いるノリの役割をする薬品が徐々に溶けて心筋に固定される.

固定されるまでのあいだ,リードがずれたりする可能性があるほか,狙ったところに固定させることが困難である.

2）スクリューリード

スクリューが先端に込められているので,別名スクリューインリードとも表現される.

先端のスクリューは,心血管内挿入中は収納されていて,手元を数回回転

させることで初めて顔を出す.最大のメリットは固定性がよく,ずれることが少ない.また,中隔をペーシングしたいときなど,狙った場所に留置しやすい.ただし,心房内でスクリュー固定してしまうと,穴があいてしまう可能性もある.

ペースメーカの表示

皆さんはVVIやDDDという文字を目にしたことがあると思う.ペースメーカの表示規則はNASPE/BPEG

図5　DDDペースメーカ

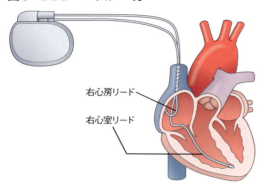

右心房リード
右心室リード

DDDペースメーカ留置後のX線写真

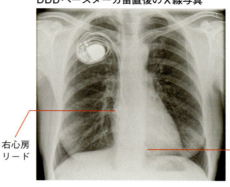

右心房リード

右心室リード

● DDDペースメーカはリードが2本あり，1本は右心房，もう1本は右心室に留置する．

● 胸部X線写真を見ても，右心房内でリードが反転して右心耳に固定されているのがわかる．

● 12誘導心電図では，P波とQRS波の前にスパイク波が見て取れる．

DDDペースメーカの12誘導心電図

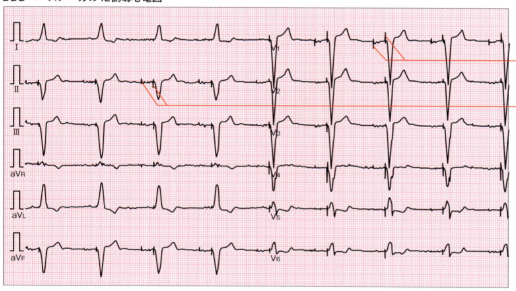

各誘導で，P波とQRS波の前にスパイク波が見える

Genericコード（国際ペースメーカコード）が用いられており，とくに最初の3文字が重要である．

ペースメーカのモード

主に3種類のモードが使われている．以下に，それぞれが持っている意味を記す．

頭文字	意味	各文字の意味
1文字目	ペーシング部位	A：心房 V：心室 D：心房と心室どちらも
2文字目	センシング部位	A：心房 V：心室 D：心房と心室どちらも
3文字目	自己心拍を感知したときの作動方法	Iは抑制，Dは同期と抑制の両方

分類	ペーシング部位	センシング部位	自己心拍感知時	特徴
VVI	心室	心室	抑制	主に徐脈時のバックアップ用
VDD	心室	心房と心室	抑制と同期	1本リードを特徴とする
DDD	心房と心室	心房と心室	抑制と同期	2本リードで最も普及している

図6　心室再同期療法（CRT）

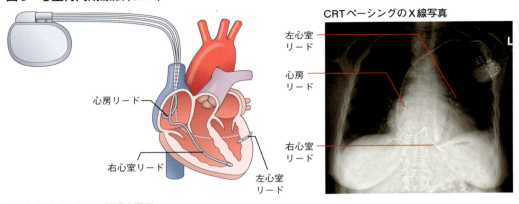

心房リード

右心室リード

左心室リード

CRTペーシングのX線写真

左心室リード

心房リード

右心室リード

● X線写真上にリードが3本確認できる．心房リード，右心室リード，そして左心室リードである．

● 左心室リードは左心室に直接入れるわけではなく，右心房にある冠状静脈洞開口部より，冠状静脈内を逆行性に進め，左室側壁を流れる枝を選択し留置する．

● CRTは両心室ペーシングともいわれ，正しく機能している心電図は，やや幅が狭くなったQRS波形として記録される．また，右心室だけを興奮させていないことから，図4，5で見られたような完全左脚ブロック様の心電図から脱却している．

CRTペーシングの12誘導心電図

CRT治療前

I　II　III　aVR　aVL　aVF　V1　V2　V3　V4　V5　V6

やや幅が狭くなったQRS波形

CRT治療後

I　II　III　aVR　aVL　aVF　V1　V2　V3　V4　V5　V6

Mima T, et al.：Effective cardiac resynchronization therapy for an adolescent patient with dilated cardiomyopathy seven years after mitral valve replacement and septal anterior ventricular exclusion. J Cardiothorac Surg, 5：47, 2010. より引用

ペースメーカのモード別心電図の特徴

1.　VVI

最も古典的なペーシング様式であり，1本のリードを右心室へ留置する．右心室でペーシングを行い，右心室の電位を感知する．自己のQRS波形を感知すれば，ペースメーカからの刺激発生は抑制される．一時的ペーシングも主にこの方法を用いている（図4）．

2.　VDD

1本のリードで右心房と右心室をともに感知する機能を持つ．房室伝導時間を調整し，P波に同期させて心室をペーシングする．残念ながら，心房をペーシングすることはできない．

リードが1本で済み，DDDに近い生理的ペーシングとしてわが国で多く使われたが，心臓の大きさが変わったり，洞機能が低下すると，本来の機能が発揮できないことがあるため，DDDが主流となってきている．

Part 3　検査・治療で知りたい！

VVI：ventricle ventricle inhibit，心室抑制型心室ペーシング
VDD：ventricle double double，心房同期心室抑制型心室ペーシング
DDD：double double double，ユニバーサルペーシング

図7　ペーシング不全のモニタ心電図

ペーシングスパイクが出ても心室が反応していない

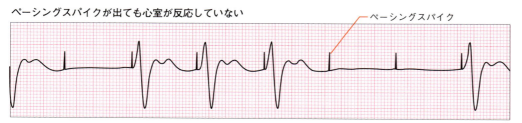

ペーシングスパイク

● ペーシングスパイクだけが心電図上記録されるが，それにQRS波形が続かない．ペースメーカ本体の電力不足，リードの位置ずれなどによって生じる．

ペーシングスパイクが出ないので補充調律が出ている

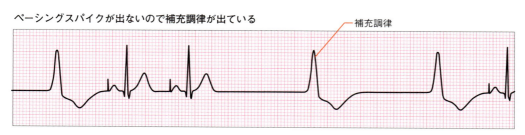

補充調律

● 機械がペーシングしているが，それに心筋が反応しない，つまり興奮していない．ペースメーカの本体に問題があり，ペーシングスパイクすら出ず，補充調律がみられる．

図8　センシング不全のモニタ心電図

アンダーセンス

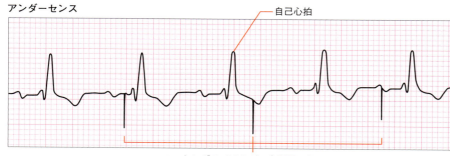

自己心拍

ペーシングスパイクが一定間隔で出ている

● アンダーセンスは，機械が自己心拍を感知しにくくなった状態である．ゆえに，自己心拍が出ているにもかかわらず，ペーシングスパイクが一定間隔で出ることが記録される．

オーバーセンス

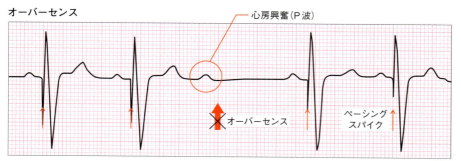

心房興奮（P波）

オーバーセンス　ペーシングスパイク

● オーバーセンスは，機械の感度がよすぎて，自己QRS波以外をQRS波と感知してしまい，ペースメーカが不適切に周期のリセットを行った状態である．たとえばT波の大きさが異なった場合に，それをP波やQRS波と認識したり，骨格筋の興奮によって生じるノイズを心臓の興奮と勘違いして認識する．

● 左の心電図では，本来⬆の部分にペーシングスパイクが入るはずであるが，心房興奮（○）であるP波をQRS波と感知（オーバーセンス）してしまったためにスパイクが出なかったと考えられる．

3. DDD

　1本のリードを右心房（右心耳）へ，もう1本を右心室へ留置する．右心房・右心室ともに感知し，心房・心室で自己の波形が出現した場合はそれを感知し，刺激発生が抑制される．また，同期して刺激を発生させることもできる．植え込み型ペースメーカとしては，最も用いられている（図5）．

心室再同期療法（CRT）

1. 心室再同期療法（CRT）とは

心筋の収縮タイミングのずれを，ペースメーカの電気的刺激により協調させる治療法である．

虚血性心疾患や心筋症において心筋障害が生じると，伝導障害も生じてくる．それに伴い心室の興奮時間が長くなると，最初に電気的に興奮した場所と，遅れて電気的刺激が到達した場所のあいだで時間差を生じ，最終的には収縮のタイミングが異なる．これをdyssynchrony（非同期）と表現する．心電図上のQRS波が幅広い，とくに完全左脚ブロックの場合に多くみられる現象である．

2. 両心室にリードを留置

通常のペースメーカは右心系にリードを留置するが，心室中隔にリードを留置して既存の伝導路を使わない限り，ペースメーカ留置後の心電図は左脚ブロックタイプの幅広いQRS波として記録される．右心室から伝導路を経由せずに左心室まで心筋を通して伝導がゆっくり伝わるからである．

再同期療法は両心室にリードを留置することで，左右の心室に同時に電気的刺激を加え，収縮のずれを抑えるように工夫された新しい治療法である．両心室ペーシングともいわれる．CRTが正しく機能している心電図は，やや幅が狭くなったQRS波形として記録される（図6の12誘導心電図参照）．

図6に示すとおり，X線画像上にリードが3本確認できる．心房リード，右心室リード，そして左心室リードである．左心室リードは左心室に直接入れるわけではなく，右心房にある冠状静脈洞開口部より，冠状静脈内を逆行性に進め，左室側壁を流れる枝を選択し留置する方法である．

冠状静脈の走行にはバリエーションがあり，適切な枝を選択できるか否かが手技時間とその後の治療効果に影響する．それでも，3割から4割の患者は治療効果が見られないといわれるが，CRTには除細動機能が付いているCRT-Dがあり，低心機能患者の突然死予防に効果を発揮している．

ペーシング不全とは

ペーシング不全とは，機械がペーシングしているが，それに心筋が反応しない，つまり興奮しないことである．

原因としては，ペースメーカ本体の電力不足，リードの位置ずれによって生じる．ペーシングスパイクだけが心電図上記録されるが，それにQRS波形が続かない（図7上）．もちろん，ペースメーカの本体に問題があり，ペーシングスパイクすら出ないということもある（図7下）．リードの位置ずれでなければ，ペースメーカの出力を上げて改善するか確認することが重要である．

センシング不全とは

センシング不全とは，自己心拍を正確に認識できないことの総称である．

1. アンダーセンス（図8上）

機械が自己心拍を感知しにくくなった状態である．ゆえに，自己心拍が出ているにもかかわらず，ペーシングスパイクが一定間隔で出ることが記録される．

このような場合，ペースメーカの感度を上げて改善するか確認する必要がある．スパイクが心電図のT波上で刺激を加えると，心室頻拍や心室細動を誘発するおそれがあるため，早急な改善を要する．

2. オーバーセンス（図8下）

機械の感度がよすぎて，自己QRS波以外をQRS波と感知してしまい，ペースメーカが不適切に周期のリセットを行った状態をいう．

たとえばT波の大きさが異なった場合に，それをP波やQRS波と認識してしまったりするほか，骨格筋の興奮によって生じるノイズを心臓の興奮と勘違いして認識することである．電池の問題であったり，ペースメーカ自体のプログラム設定が不十分であったりすることが原因である．まずはペースメーカの感度を落とすことが重要である．

看護師の観察力が重要

ペースメーカについて，その特徴やよく使用されるモードなどについて解説した．

必要な医療器具とはいえ，体にとっては異物が入ることになるため，十分な適応をふまえる必要がある．また，傷口の状態をいつも確認することが重要で，発赤や腫脹，膿排出などが見られたら原則，取り出すこととなる．

創部感染やセンシング不全，ペーシング不全を最初に見つける機会があるのは看護師の皆様であることが多く，実臨床の中で本稿が役立つことを期待している．

CRT：cardiac resynchronization therapy，心室再同期療法

Part 3 検査・治療で知りたい！

4 降圧薬

PICK UP SUMMARY

多すぎて覚えられない？　でも大丈夫！
状況と疾患で決める！ 降圧薬！！

その前に……
レニン・アンジオテンシン・アルドステロン系 RAASってなに？

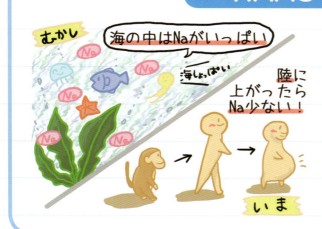
むかし　海の中はNaがいっぱい　海しょっぱい
陸に上がったらNa少ない！
いま

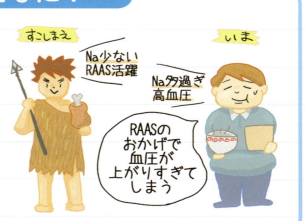
すこしまえ　Na少ないRAAS活躍
いま　Na多過ぎ高血圧
RAASのおかげで血圧が上がりすぎてしまう

降圧戦隊サゲルンジャー

メンバー紹介

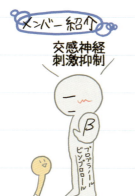
交感神経刺激抑制
β遮断薬

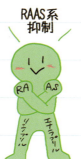
RAAS系抑制
ACE阻害薬

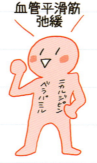
血管平滑筋弛緩
Ca拮抗薬

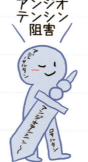
アンジオテンシン阻害
ARB

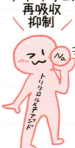
ナトリウム再吸収抑制
利尿薬

高血圧治療の未来は明るい！

降圧薬というと，あまりにも多くの種類があり，最近では1錠の中にいくつかの種類の降圧薬が入っている錠剤，いわゆる「合剤」が世に出まわっていて，名前を覚えるだけでも大変になってきている．通常では高血圧患者に対し用いるのが降圧薬であるが，使う状況と基礎疾患をしっかり見極めれば，使用する薬剤は自ずと決まってくると思われる．

ここでは数多くある降圧薬について，特定の製品に偏ることなく，できる限りやさしく解説する．

生物の進化とRAAS

1. Naを体内に貯蔵するRAAS

地球に生命体が生まれたのは約40億年前といわれている．ヒトの祖先は海の中の生命体であることは間違いないが，3億6千万年前になぜ海から陸に上がれたのか，である．

ここにレニン–アンジオテンシン–アルドステロン系（RAAS）が重要な役割を果たしている．海の中にはたくさん含まれていたナトリウム（Na）を，陸上で貯蔵するために働いているのがRAASである．この発達が生物の進化に多大な貢献をしている．

2. RAASの働き

図1にRAASを示す．腎臓の輸入細動脈の壁にある傍糸球体細胞からレニンが分泌され，血液中のアンジオテンシノーゲンからアンジオテンシンIという物質が作られる．アンジオテンシンIはアンジオテンシン変換酵素（ACE）によりアンジオテンシンIIに変換される．アンジオテンシンIIは全身の動脈を収縮させるとともに，副腎皮質からアルドステロンを分泌させる．

アルドステロンはNaを体内に貯める働きがあり，これにより循環血液量が増加して心拍出量と末梢血管抵抗が増

図1　レニン–アンジオテンシン–アルドステロン系（RAAS）

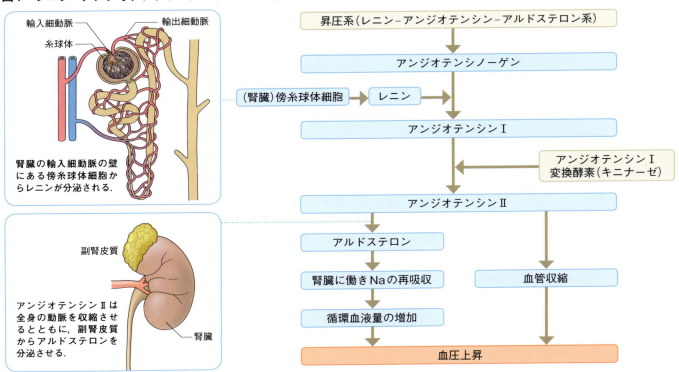

RAAS：renin-angiotensin-aldosterone system，レニン–アンジオテンシン–アルドステロン系
ACE：angiotensin converting enzyme inhibitor，アンジオテンシン変換酵素

Part 3　検査・治療で知りたい！

図2　RAASの功罪

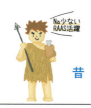

昔　　　　　RAASの働き　　　　　今

止血，血圧維持 ←	血管収縮	⇒ 高血圧
止血 ←	凝固亢進	⇒ 血栓形成
血圧，循環の維持 ←	ナトリウム再吸収	⇒ 浮腫，高血圧
傷の修復 ←	線維化（TGF β）	⇒ 組織肥大，硬化
感染・異物への対応 ←	酸化ストレス・炎症	⇒ 動脈硬化
エネルギーの確保 ←	糖・脂質代謝	⇒ 高血糖，脂質異常

図3　白衣高血圧と仮面高血圧

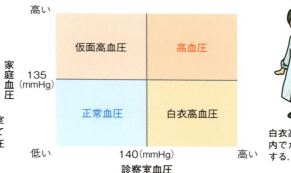

仮面高血圧：診察室内では正常であっても，診察室外の血圧が高い．

白衣高血圧：診察室内でだけ血圧が上昇する．

加する．逆に血圧上昇後はレニンの分泌が抑制され，RAASの働きが低下する．

3. RAASの功罪

図2にRAASの功罪について列記する．

狩猟民族であった時代は，RAASは止血や血圧維持に大きく貢献していたが，現代では飽食の時代となり，RAASが本来とは逆に作用しているため，Na再吸収から高血圧に至り，動脈硬化性疾患に発展している．

血圧は心臓から考えると「後負荷」にあたり，後負荷を軽減すること，つまりは血圧を低下させることによって心臓の負担が軽くなる．心臓の負担がとれるだけではなく，動脈を含めた臓器にかかる負担も軽減できる．また，高血圧自体は脳卒中や心疾患，腎臓病の危険因子であるため，適切な血圧コントロールが重要である．

もっとも新しい高血圧の考えかたとポイント

高血圧に関して診断・治療に関するガイドラインを出版しているのは日本高血圧学会であるが，2009年に発表されたものから2014年に発表されたものでは，以下が変更点である．

- 家庭血圧をより重要視する
- 降圧目標を一部変更

- 第一選択薬からβ遮断薬を削除
- 脳血管疾患合併患者，腎臓病合併患者の基準の簡素化
- 周産期に使用可能な降圧薬の一覧の提示

1. 重要度が増す家庭血圧

1) 家庭血圧測定の基本

家庭血圧は診察室血圧よりも臨床的価値が高いと考えられるようになり，その重要度が増している．

測定は1機会に原則2回測定し，その平均値を採用する．1日2回朝晩の測定が推奨されている．

測定時間は，朝は起床後1時間以内で排尿後，朝の服薬前，朝食前で坐位1～2分安静後，夜は就寝前に坐位1～2分安静後の測定を奨めている．

高血圧の診断は診察室血圧が140/90mmHg以上，家庭血圧で135/85mmHg以上が基準となっている．

2) 仮面高血圧に注意

24時間血圧計（ABPM）を使用すると，診察室以外での血圧が24時間にわたって測定することができ，診察室内でだけ血圧が上昇する，いわゆる「白衣高血圧」やコントロールや治療抵抗性高血圧の診断に有用である．

図3に示すとおり，診察室内では正常であっても，診察室外の血圧が高い，いわゆる「仮面高血圧」なるものが存在する．

仮面高血圧の高リスク群は，降圧治療中の高血圧患者，喫煙者，精神的ストレスの高い人，肥満，メタボリック症候群，糖尿病合併例などである．

仮面高血圧には「早朝高血圧」「昼間高血圧」「夜間高血圧」などがあり，本

ABPM：ambulatory blood pressure monitoring，24時間血圧計

表1 ガイドラインに推奨された降圧目標

	診察室血圧	家庭血圧
若年者・中年者・前期高齢者	140/90mmHg 未満	135/85mmHg 未満
後期高齢者	150/90mmHg 未満	145/85mmHg 未満
糖尿病患者 慢性腎臓病患者 （タンパク尿陽性）	130/80mmHg 未満	125/75mmHg 未満
脳血管障害患者 冠動脈疾患患者	140/90mmHg 未満	135/85mmHg 未満

来の高血圧と同等に予後不良であることから，注意を要す．夜間高血圧の代表である「睡眠時無呼吸症候群」に関しては，p.80～87で詳しく解説している．

2. 変化する降圧目標

ガイドラインに推奨された降圧目標を表1に示す．

以前のガイドラインと比べて，若年者・中年者と後期高齢者の目標値は引き上げられた．とくに後期高齢者では，重要臓器に対して過度な降圧は血流障害をもたらす可能性があるため，目標血圧が引き上げられた．忍容性のある後期高齢者および前期高齢者は140/90mmHg未満としている．

慢性腎臓病はタンパク尿陽性例に厳密な値が設定された．かつては心筋梗塞後患者と定義されていたものが，冠動脈疾患患者と幅を広げられ，目標血圧は引き上げられた．全体を通して，ややゆるやかな基準となり，簡素化された印象である．

治療法の選択

高血圧をきたした原因を考え，それに拮抗する薬剤を選ぶのが最良である

が，腎血管性や内分泌性というように原因が明確な「2次性高血圧」は全体の約10％程度であり，そのほかの多くは明確な原因がわからない「本態性高血圧」が占める．非薬物療法を含めた治療法が選択される．

1. 生活習慣の改善

高血圧そのものが生活習慣病であり，習慣を改善させることは降圧効果によい影響を及ぼすものと考えられている．非薬物療法としてできることを以下に列記する．

- ☑ 塩分摂取（1日6g未満）
- ☑ 規則正しい食事
- ☑ 摂取カロリー制限（野菜・果物の摂取，魚油の摂取）
- ☑ 肥満解消（BMI 25未満）
- ☑ 禁煙（受動喫煙も）
- ☑ 運動
- ☑ アルコール制限（1日20gまで可）
- ☑ ストレス解消

これらの生活習慣改善にて降圧が十分でない場合は，薬物療法を考慮する．

2. 降圧薬治療

現在使用可能な主要降圧薬は，カル

表2　主な降圧薬の種類と特徴

種類	特徴
Ca拮抗薬 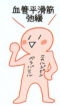 血管平滑筋弛緩	• 自覚的・他覚的副作用が少なく，日本では最も用いられている降圧薬である． • 主な薬理作用は，「①冠動脈および末梢血管拡張作用」「②心収縮力抑制」「③刺激伝導系の抑制」である． • 心機能低下例や徐脈例への投与は禁忌である． • 静注薬として，ニカルジピン（ペルジピン®），ジルチアゼム（ヘルベッサー®），徐拍化がメインで使われるベラパミル（ワソラン®）がある． • 内服薬として，アムロジピン（アムロジン®，ノルバスク®）や長時間作用型のニフェジピン（アダラート®CR）などがある．
ARB（アンジオテンシンII受容体拮抗薬） 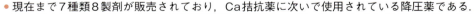 アンジオテンシン阻害	• 現在まで7種類8製剤が販売されており，Ca拮抗薬に次いで使用されている降圧薬である． • アンジオテンシンIIタイプI（AT-1）受容体に結合し，アンジオテンシンIIによる強力な血管収縮や体液貯留，交感神経活性を抑制することで降圧作用が現れる． • 妊婦，両側性腎動脈狭窄，単腎で片側性腎動脈狭窄では原則，禁忌である． • Ca拮抗薬や利尿薬との配合錠は，高血圧治療の第一選択にはならない． • 副作用は低頻度だが，腎機能障害患者への投与はカリウム値を上昇させる場合があり注意を要する．
ACE阻害薬 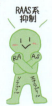 RAAS系抑制	• 1980年代より用いられている，歴史のある薬剤である． • RAAS系を抑制するだけでなく，カリクレイン・キニン・プロスタグランジン系を増強させる作用があり降圧作用に寄与していると考えられているが，降圧作用としてはCa拮抗薬やARBに劣る． • 心保護作用に優れた薬といわれ，心筋梗塞後や心不全患者に対してRAAS系阻害薬の第一選択薬になっている． • ACE阻害薬に投与によってブラジキニンの作用が増強され，結果として高頻度で空咳が発生することが知られている．この副作用を逆手にとり，老人の誤嚥性肺炎予防効果が期待されているが，保険では認められていない．

シウム拮抗薬（Ca拮抗薬），アンジオテンシンII受容体拮抗薬（ARB），アンジオテンシン変換酵素阻害薬（ACE阻害薬），降圧利尿薬，β遮断薬である．前者4種類が降圧治療の第一選択薬となりうる．

β遮断薬は，第二選択以降に選ばれる存在となった．降圧目標に達成させるまで，2〜3種類の降圧薬を併用することが多く，さまざまな作用点を考えて組み合わせる．以下に，降圧薬の特徴を列記する（表2）．

1) Ca拮抗薬

血管平滑筋を弛緩させ，末梢血管抵抗を減じて降圧作用を発揮する．自覚的・他覚的副作用が少なく，日本では最も用いられている降圧薬である．主な薬理作用は，「①冠動脈および末梢血管拡張作用」「②心収縮力抑制」「③刺激伝導系の抑制」である．心機能低下例や徐脈例への投与は禁忌である．

Ca拮抗薬には静注薬ニカルジピン（ペルジピン®）とジルチアゼム（ヘルベッサー®），徐拍化がメインで使われるベラパミル（ワソラン®）がある．急速に降圧が必要なときにはニカルジピンを用いるが，長期的には内服へすみやかに移行する必要がある．ジルチアゼムは徐拍も期待して用いられることが多い．ジルチアゼムとベラパミルは心収縮に抑制的であるため，特に投与する症例には注意を払う必要がある．

内服Ca拮抗薬のなかでも，アムロ

ジピン（アムロジン®，ノルバスク®）や長時間作用型ニフェジピン（アダラート®CR）は血中半減期が長く，安定した降圧作用を有する．アゼルニジピン（カルブロック®），シルニジピン（アテレック®），エホニジピン（ランデル®），ベニジピン（コニール®）は輸出細動脈を拡張させ，尿タンパク減少効果があることから，腎臓病や糖尿病性腎症を合併する高血圧治療の第二選択薬として有用である．副作用として，動悸，頭痛，浮腫，歯肉増生，便秘がある．

2) ARB

1998年にロサルタン（ニューロタン®）が誕生して以来，現在まで7種類8製剤のARBが市販されており，Ca拮抗薬

種類	特徴
利尿薬 ナトリウム再吸収抑制	● 減塩が困難な高血圧患者や浮腫の合併，体液過剰の高血圧，食塩感受性が亢進した高血圧患者に対して適しているとされる． ● 心不全予防効果にも優れている． ● 降圧目的にはサイアザイド系利尿薬が用いられる．これは遠位尿細管でのナトリウムの再吸収を抑えることで利尿をつけ，循環血液量を減少させる． ● 通常量の半分以下より開始し，徐々に増量する． ● 腎機能低下例や夏の暑い時期での使用には注意を要する．無尿，急性腎不全，体重減少を伴う低ナトリウム，低カリウム血症には原則，禁忌である．
β遮断薬 交感神経刺激抑制	● 前述の4種類が降圧治療の第一選択薬であるのに対し，β遮断薬は，2014年のガイドラインから第二選択薬以降に位置するようになった． ● 静注薬として，近年では選択的β_1受容体遮断薬ランジオロール（オノアクト®）が低心機能患者の頻脈時に用いることができるようになり，頻脈性心房細動の心拍数管理等で広く用いられている． ● 内服のβ遮断薬は，労作性狭心症や大動脈解離，慢性心不全や心筋梗塞後の患者にも用いることができ，循環器内科医には使い慣れた薬である．
その他	● 直接レニン阻害薬であるアリスキレンは，ACE阻害薬やARB投与中の糖尿病患者への投与が禁忌となり，使う機会が激減した． ● α遮断薬は，早朝高血圧に対する眠前投与が効果的ともいわれる．降圧効果はあまり強くない．起立性低血圧が副作用として知られている． ● アルドステロン拮抗薬は，原発性アルドステロン症や治療抵抗性高血圧に有効といわれるが，それ自身の降圧作用はあまり強くない．心不全患者の予後改善効果が知られている． ● 交感神経抑制薬として，メチルドパやクロニジンは多剤併用でもコントロールが不良なときに使用される． ● ヒドララジン（アプレゾリン®）は妊娠高血圧症候群にも用いられることで知られる血管拡張薬である．

に次いで使用されている降圧薬である．

作用の強さはさまざまであり，アジルサルタン（アジルバ®）やオルメサルタン（オルメテック®）は降圧作用が強い印象であるが，あまり変わらないとする意見も多い．

アンジオテンシンⅡタイプⅠ（AT-1）受容体に結合し，アンジオテンシンⅡによる強力な血管収縮や体液貯留，交感神経活性を抑制することで降圧作用が現れる．妊婦や両側性腎動脈狭窄もしくは単腎で片側性腎動脈狭窄では腎機能悪化をもたらすため，原則禁忌である．直接レニン阻害薬であるアリスキレン（ラジレス®）投与中の糖尿病患者への投与も禁忌である．

ARBにかかわる製薬企業が，臨床研究で不正や誇大広告で厚生労働省より指導を受けるに至ったことは記憶に新しい．別な意味でわが国の臨床研究に対して一石を投じた薬剤である．

Ca拮抗薬や利尿薬との配合錠は，高血圧治療の第一選択にはならない．副作用は低頻度であるが，腎機能障害患者への投与はカリウム値を上昇させる場合があるため，注意を要す．

3）ACE阻害薬

1980年代より用いられている，歴史のある薬剤である．

RAAS系を抑制するだけではなく，カリクレイン・キニン・プロスタグランジン系を増強させる作用があり，降圧作用に寄与していると考えられてい

る．ただし，アンジオテンシン変換酵素を介さないアンジオテンシンⅡ産生経路が存在するために，ACE阻害薬では昇圧物質産生を完全にブロックできないため，降圧作用としては前述の2種に劣る．

当初より心保護作用に優れた薬といわれ，エナラプリル（レニベース®）やリシノプリル（ロンゲス®，ゼストリル®）は心不全に対して適応を持つ．

ACE阻害薬は，心筋梗塞後や心不全患者に対してRAAS系阻害薬の第一選択薬になっている．

イミダプリル（タナトリル®）はⅠ型糖尿病に伴う糖尿病性腎症への適応を有する．わが国未発売のラミプリルは降圧作用が強力なACE阻害薬といわ

ARB：angiotensin Ⅱ receptor blocker，アンジオテンシンⅡ受容体拮抗薬

表3　降圧薬ごとの適応疾患
●主要降圧薬の積極的適応

	Ca拮抗薬	ARB/ACE阻害薬	サイアザイド系利尿薬	β遮断薬
左室肥大	●	●		
心不全		●*1	●	●*1
頻脈	●（非ジヒドロピリジン系）			●
狭心症	●			●*2
心筋梗塞後		●		●
CKD（蛋白尿－）	●	●	●	
CKD（蛋白尿＋）		●		
脳血管障害慢性期	●	●	●	
糖尿病/MetS*3		●		
骨粗鬆症			●	
誤嚥性肺炎		●（ACE阻害薬）		

*1：少量から開始し，注意深く漸増する．　*2：冠攣縮性狭心症には注意．
*3：メタボリックシンドローム

日本高血圧学会高血圧治療ガイドライン作成委員会編：高血圧治療ガイドライン2014．
ライフサイエンス出版，p.46，2014．より転載

●主要降圧薬の禁忌や慎重投与となる病態

	禁忌	慎重使用例
Ca拮抗薬	徐脈（非ジヒドロピリジン系）	心不全
ARB	妊娠，高K血症	腎動脈狭窄症*1
ACE阻害薬	妊娠，血管神経性浮腫，高K血症　特定の膜を用いるアフェレーシス/血液透析*2	腎動脈狭窄症*1
利尿薬（サイアザイド系）	低K血症	痛風，妊娠，耐糖能異常
β遮断薬	喘息　高度徐脈	耐糖能異常，閉塞性肺疾患，末梢動脈疾患

*1：両側性腎動脈狭窄の場合は原則禁忌　　*2：4節3項ACE阻害薬を参照

日本高血圧学会高血圧治療ガイドライン作成委員会編：高血圧治療ガイドライン2014．
ライフサイエンス出版，p.46，2014．より転載

れているが，日本人のデータがなく，比較できない．このラミプリルと同等の降圧効果を証明するために，ARB製造各社が海外でしのぎを削ってきた．

ACE阻害薬投与によってブラジキニンの作用が増強され，結果として高頻度で空咳が発生することが知られている．この副作用を逆手にとり，老人

の誤嚥性肺炎予防効果が期待されているが，保険では認められていない．血管性浮腫，特定の吸着器を用いた透析患者，妊婦，アリスキレン（ラジレス®）投与中の糖尿病患者への投与も禁忌である．

4）利尿薬

　日本人は塩分摂取量が多いとされているが，減塩が困難な高血圧患者や浮腫の合併，体液過剰の高血圧，食塩感受性が亢進した高血圧患者に対して適しているとされる．心不全予防効果にも優れている．

　降圧目的にはサイアザイド系利尿薬が用いられる．これは遠位尿細管でのナトリウムの再吸収を抑えることで利尿をつけ，循環血液量を減少させる．通常量の半分以下より開始し，徐々に増量する．

　腎機能低下例や夏の暑い時期での使用には注意を要する．無尿，急性腎不全，体重減少を伴う低ナトリウム，低カリウム血症には原則禁忌である．副作用として低ナトリウム血症，低カリウム血症，低マグネシウム血症，糖尿病悪化，高尿酸血症，脂質増悪などの代謝系への影響が出ることがある．

5）β遮断薬

　前述の4種類が降圧治療の第一選択薬であるのに対し，β遮断薬は糖尿病惹起作用や臓器障害，心血管病抑制効果の点で，ほかの薬剤に比べて劣る点から，2014年のガイドラインから第二選択薬以降に位置するようになった．

　β遮断薬には，心拍出量低下，レニン産生抑制，中枢での交感神経抑制作用があり，降圧に作用するとされてい

図4　高血圧の機序と介入ポイント

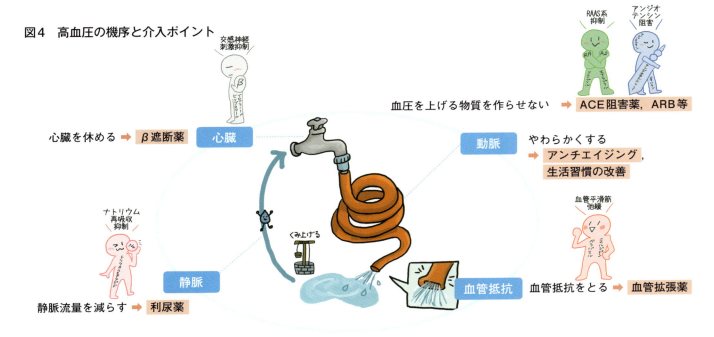

るが，前述の薬剤に比較すると降圧の強さは弱く，その他の作用に期待して用いられることが多い．

かつて，静注β遮断薬といえばプロプラノロール（インデラル®）のみであったが，近年では静注で用いることができる選択的β1受容体遮断薬ランジオロール（オノアクト®）が，低心機能患者の頻脈時に用いることができるようになり，頻脈性心房細動の心拍数管理等で広く用いられている．心拍数管理では，ベラパミル（ワソラン®）は心機能低下例に使えず，ジギタリス製剤（ジゴシン®）は速効性に欠ける点で，ランジオロールは待望の薬剤であった．

内服のβ遮断薬は，本来の陰性変力作用に期待して，労作性狭心症や大動脈解離，慢性心不全や心筋梗塞後の患者に用いられる．甲状腺機能亢進症時の頻脈にも用いることができ，循環器

内科医には使い慣れた薬剤であるが，その他の診療科では敬遠される傾向にある．

気管支喘息や高度房室ブロック例，高度な徐脈，糖尿病性ケトアシドーシス，代謝性アシドーシス，心原性ショック，肺高血圧による右心不全など，禁忌とされるものがあるが，受容体選択的なβ遮断薬ビソプロロール（メインテート®）やα遮断薬との合剤カルベジロール（アーチスト®）は，喘息患者への投与は禁忌ではない．褐色細胞腫に用いる場合はα遮断薬から導入する．単独使用は禁忌である．β遮断により冠攣縮が誘発されることがある．

β遮断薬には，セリプロロール（セレクトール®）に代表される内因性交換刺激作用を有し，心拍数をあまり下げないものがあるが，本来のβ遮断薬の効果とは異なるため，この種の薬剤は使用されなくなってきている．

6）その他

その他の薬剤について簡潔に解説する．

直接レニン阻害薬であるアリスキレン（ラジレス®）は，半減期も長く，理論上はよい薬剤なのだが，ACE阻害薬やARB投与中の糖尿病患者への投与が禁忌となり，使う機会が激減した．

α遮断薬は褐色細胞腫治療に用いられるほか，早朝高血圧に対して眠前投与が効果的ともいわれる．降圧効果はあまり強くない．起立性低血圧が副作用として知られる．

アルドステロン拮抗薬は原発性アルドステロン症や治療抵抗性高血圧に有効といわれるが，それ自身の降圧作用は強くない．心不全患者の予後改善効果が知られている．副作用としてスピロノラクトン（アルダクトン®）では男性における女性化乳房，エプレレノン（セララ®）では高カリウム血症を生じ

ることがあるため，クレアチニン・クリアランス50 mL/分未満の患者への投与は禁忌である.

交感神経抑制薬として，メチルドパ（アルドメット®）やクロニジン（カタプレス®）は多剤併用でもコントロールが不良なときに使用される.

ヒドララジン（アプレゾリン®）は妊娠高血圧症候群にも用いられることで知られる血管拡張薬だが，禁忌となる循環器疾患が多いことから，特別な環境で使用されるのみである.

3.　降圧薬治療の実際

前述の薬剤を第一選択薬から選び，いくつかを組み合わせて，経過をみながら増減する.

表3に，降圧薬ごとの適応疾患について示す．処方する医師の好みや効果に対する印象により，組み合わせ方はさまざまである．Ca拮抗薬とARBの組み合わせが多いと思われるが，ARBと利尿薬，Ca拮抗薬と利尿薬などの組み合わせもあり，患者のどこに介入するかによって組み合わせを決めていく.

筆者が考える高血圧患者でブロックするべきポイントを模式的に図4に示す．水道の蛇口を心臓に例えるなら，それに付いているホースが動脈，出口が血管抵抗を意味する．流れる水の量をそのまま血液量と考えれば，どの点をブロックすれば降圧が得られるかがわかる.

生活習慣を改善させ，3種類の降圧薬を投与しても目標血圧まで下がり切らない場合を治療抵抗性，もしくは難治性高血圧という.

周産期の血圧管理

2014年のガイドラインでは，「女性の高血圧」の章で，妊娠・出産に関連した高血圧の第一選択薬が前回よりも詳しく示された．使用可能な薬剤が限られるなか，安心して使える薬が紹介されている.

妊娠20週未満においては，メチルドパ，ヒドララジン，ラベタロールを第一選択薬とし，20週以降ではこの3薬にニフェジピンを加えた4薬を提示した.

授乳期の降圧薬選択については，「授乳が可能と考えられる降圧薬」の一覧を提示し，ニフェジピン（アダラート®），ニカルジピン（ペルジピン®），アムロジピン（ノルバスク®，アムロジン®），ジルチアゼム（ヘルベッサー®），αβ遮断薬のラベタロール（トランデート®），β遮断薬のプロプラノロール（インデラル®），中枢作動薬のメチルドパ（アルドメット®），血管拡張薬ヒドララジン（アプレゾリン®），ACE阻害薬カプトプリル（カプトリル），エナラプリル（レニベース®）が挙げられた.

この情報は2009年のガイドラインではあまり触れられていない内容であるため，医療者にとって大変ありがたい情報である.

星の数ほどある降圧薬のなかで

降圧薬について，できる限りわかりやすく解説するよう試み，どうしても伝えたいところは図4にまとめた.

星の数ほどある降圧薬を単に紹介するのではなく，高血圧の機序と介入ポイントについて記すこととした．これは，高血圧の定義や降圧目標が数年に一度変わる可能性があること，2種類以上の合剤が溢れているために薬剤名が覚えきれないこと，加えてジェネリック医薬品が発売され，名前が増えたためである.

高血圧は生活習慣病のなかでも最も身近な疾患であり，治療の効果はわが国が世界一の寿命を誇ることで一目瞭然である．高血圧に対するカテーテル治療等も開発されており，難治性高血圧に対する未来は明るいと思われる．本稿で高血圧と降圧加療の概念を深めていただければありがたい.

引用・参考文献
1）日本高血圧学会高血圧治療ガイドライン作成委員会編：高血圧治療ガイドライン2014.ライフサイエンス出版, 2014.

新しい抗凝固薬が次々と出てきている！

ワーファリン® に代わる DOAC とは？

DOACとは？

心房細動に伴う脳血栓症予防や下肢静脈血栓症に対して長く使われてきた抗凝固薬は，ワーファリン®（ワルファリン）である．1962年に発売されて以来，50年以上その地位は揺るぎないものであった．1mg錠9.6円という薬価のお陰もあり，いまだに需要が増え続けている．

2011年3月14日，約半世紀ぶりにまったく新しいタイプの抗凝固薬プラザキサ®（ダビガトラン）が発売され，非弁膜症性心房細動（NVAF）患者における虚血性脳卒中および全身性塞栓症の発症抑制に優れた効果を発揮する新薬が世に送りだされた．「ワーファリン®内服中は（ビタミンKを含むため）納豆を食べてはいけない」と言われていたが，新規抗凝固薬では食物制限がなく，また抗血栓効果が安定しているため繰り返しの採血チェックが不要であり，ガイドラインも後押しするかたちで，瞬く間に受け入れられるようになった．

プラザキサ®に続いて，2012年4月18日にイグザレルト®（リバーロキサバン），2013年2月26日にエリキュース®（アピキサバン）がそれぞれ発売された．以前から静脈血栓症予防に対して発売されていたリクシアナ®（エドキサバン）は，NVAFに伴う血栓症予防の適応が，2014年9月26日に承認されたばかりである．プラザキサ®以降に発売された新規経口抗凝固薬を，通称NOAC（novel oral anticoagulants）という．また，"非ビタミンK阻害経口抗凝固薬（non-vitamin K antagonist oral anticoagulants）"としてとらえることもできる．

2015年からはNOACではなく，DOAC（direct oral anticoagulants：直接作用型経口抗凝固薬）に統一さ

れてきた．

今回は，新しく発売された各種抗凝固薬の特徴と使用上の注意点に関して解説する（表1，図1）．

各種抗凝固薬の特徴

❶ プラザキサ®[1)]

DOACのなかで最も早く発売されたため，投与されている患者も大変多い．この薬はトロンビン直接阻害薬といわれ，80%が腎臓から排出されることから後発のDOACとは違う作用を持つ．凝固能をモニタリングする意味で，ワーファリン®ではプロトロンビン時間国際標準比（PT-INR）で凝固能のモニタリングが可能であった．一方，プラザキサ®は活性化部分トロンボプラスチン時間（aPTT）でモニタリングできる可能性があるといわれているが，確立はされていない．

通常投与量は1回150mg，1日2回であるが，クレアチニンクリアランス（Ccr）が30〜50mL/分の人，70歳以上の人，消化管出血の既往のある人，P糖蛋白阻害薬（代表例：ワソラン®，アンカロン®，硫酸キニジン®，プログラフ®，サンディミュン®，ネオーラル®，ノービア®，ビラセプト®，インビラーゼ®）を内服している人は1回110mg，1日2回へ減量する必要がある．プラザキサ®にアレルギーのある人のほか，高度腎機能障害（Ccr 30mL/分未満）や透析患者，出血傾向の患者，出血リスクを有する患者，脊椎・硬膜外カテーテル留置および抜去後1時間以内の患者，経口イトラコナゾール内服中の患者は，決して内服してはいけない．

発売5か月目の2011年8月にブルーレター（安全性速報）が配布され，重篤な出血に関する合併症報告が大々的にあがったことは記憶に新しい．DOACという

NVAF：non-valvular atrial fibrillation，非弁膜症性心房細動　　PT-INR：prothrombin time-international normalized ratio，プロトロンビン時間国際標準比
TIA：transient ischemic attack，一過性脳虚血発作　　aPTT：activated partial thromboplastin time，活性化部分トロンボプラスチン時間

表1　新規抗凝固薬の特徴

薬剤名	プラザキサ®	イグザレルト®	エリキュース®	リクシアナ®
一般名	ダビガトラン	リバーロキサバン	アピキサバン	エドキサバン
標的因子	トロンビン	第Xa因子		
製造元(国)	ベーリンガー（ドイツ）	バイエル（ドイツ）	ブリストル・マイヤーズ スクイブ（米国），ファイザー（米国）	第一三共（日本）
生産国	ドイツ	ドイツ	米国・プエルトリコ	日本
発売前に行われた大規模臨床試験名	RE-LY	ROCKET AF (J-ROCKET AF)	ARISTOTLE	ENGAGE AF
報告された雑誌名	New England Journal of Medicine			
割り付け症例数	18,113	14,269 (1,280)	18,201	21,107
試験デザイン	オープンラベル	二重盲検		
対象CHADS$_2$スコア，平均スコア	1以上，2.1	2以上，3.5 (3.3)	1以上，2.1	2以上，未発表
日本人症例数	326	0 (1,280)	336	326
内服回数	1日2回	1日1回	1日2回	1日1回
脳卒中/全身性塞栓症発症率	ワルファリン群で2.65%/年に対し，ダビガトラン150mg×2回/日群で0.67%，ダビガトラン110mg×2回/日群で1.38%/年であった	ワルファリン群で2.2%/年に対し，イグザレルト®通常20mg群で1.7%/年であった（ワルファリン群で2.61%/年，イグザレルト®通常15mg群で1.26%/年であった）	ワルファリン群で1.60%/年に対し，アピキサバン群で1.27%/年であった	ワルファリン群で1.50%/年に対し，エドキサバン60mg群で1.18%/年，30mg群で1.61%/年であった
粉砕	×	○	×	×
食事の影響	×	○	×	×
腎排泄(%)	80	30〜40	27	35
併用禁忌薬	イトラコナゾール	HIVプロテアーゼ阻害薬，フルコナゾールを除くアゾール系抗真菌薬	なし	なし
中和薬	イダルシズマブ	なし		

ものは，くれぐれも腎障害のある人への投与は慎重，もしくは中止とすることを再認識させられた大事な薬剤である．

2016年9月に，プラザキサ®に対する特異的中和剤が承認を受けた．これにより出血時の急速中和が可能となり，使いやすい薬となった．

❷イグザレルト®[2]

わが国で2番目に発売されたNVAF患者に対するDOACである．リクシアナ®は，イグザレルト®よりも先に世に出たトロンビン生成過程にかかわる活性化血液凝固第X因子（Xa）阻害薬であるが，リクシアナ®は当初よりNVAFに適応を持っていないため，イグザレルト®が2番手となった．

Ccr：creatinine clearance，クレアチニンクリアランス

図1　患者の特徴を考慮した処方例

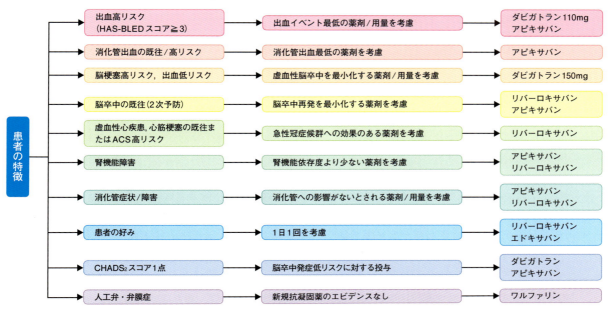

Savelieva I, et al.：Practical considerations for using novel oral anticoagulants in patients with atrial fibrillation. Clin Cardiol, 37（1）：32-47, 2014. より引用

J-ROCKET AFという日本人に対象を絞った独自の試験を行い，海外よりも低い投与量の設定でイグザレルト®の安全性・有効性を評価し，ワーファリン®に対して非劣性がわが国でも認められた．1日1回投与でよいことも相まって，プラザキサ®の独壇を許さなかった．凝固能のモニタリングとしてPT-INRが有用かもしれないとされたが，試薬により値がばらつくため，確立していない．

通常投与量はわが国では1日1回15mgであるが，Ccrが15〜49mL/分では10mg/日へ減量する．Ccrが15mL/分以下，中等度以上の肝障害，妊娠または妊娠している可能性があるとき，感染性心内膜炎急性期，フルコナゾールを除くアゾール系抗真菌薬投与中，HIVプロテアーゼ阻害薬投与中の患者は投与禁忌である．

EUでは，急性冠動脈症候群（ACS）発症後のアテロー

ム血栓性イベントの予防に効果があるともいわれており，虚血性心疾患既往の患者への投与を考慮してもよいと考える．

❸ エリキュース®3)

わが国で3番目に発売されたDOACで，イグザレルト®と同じくⅩa阻害薬である．効果は前述の2種類と大きく変わらないが，NVAFに対するNOACのなかで，国際血栓止血学会（ISTH）が定める大出血を最もきたしにくいというメタ解析結果が報告されている[4]．

アメリカ心臓協会（AHA）やヨーロッパ心臓病学会（ESC）が発行する抗凝固薬に関するガイドライン内での推奨度は，プラザキサ®と同様に高いものとなっているほか，わが国の「心房細動治療（薬物）ガイドライン（2013年改訂版）」において，心房細動患者における脳卒中発症リスク評価指標であるCHADS₂スコアが1

ACS：acute coronary syndrome，急性冠動脈症候群　　ISTH：International Society on Thrombosis and Haemostasis，国際血栓止血学会
AHA：American Heart Association，アメリカ心臓協会　　ESC：European Society of Cardiology，ヨーロッパ心臓病学会

点と低くても，推奨される薬物に指定されている[5]．

通常投与量は10mg/日である．80歳以上，体重60kg以下，血清クレアチニン1.5mg/dL以上，前述の3つの基準のうち2つ以上に該当する場合は5mg/日へ減量する．Ccrが15mL/分以下の患者への投与は禁忌である．併用禁忌薬はなく，投与禁忌となる設定が最も少ないことから，比較的使いやすい薬剤となっている．イグザレルト®と同様，プラザキサ®よりも腎障害患者への投与幅がわずかに広い．

❹ リクシアナ®[6]

わが国で1番目に発売されたⅩa阻害薬であるが，当初は下肢整形術後の静脈血栓症予防のみの適応であった．

海外で報告されたNVAFに対するデータでは，ワーファリン®内服群と比較して全身性塞栓症を確実に予防し，大出血はリクシアナ®のほうが少ないと報告されている．

本薬の特徴は国内メーカーが開発を行い，一般名のエドキサバンは「江戸」に由来する，つまりは純国産のDOACである．

通常投与量は，体重60kg以下は30mg/日，60kg以上は60mgであるが，腎機能（30≦Ccr≦50mL/分）やエリスロマイシン等の併用薬に応じて30mg/日へ減量する．15≦Ccr≪30では，30mg/日を慎重に投与可能である．Ccrが15mL/分未満の患者や凝結異常を伴う肝疾患患者，急性細菌性心内膜炎への投与は禁忌である．効能追加から間もないため，しばらくは関連情報を待ちたい．

今後の評価にも注目を

そもそも，NVAFに対してDOACと言われていたが，この"NV"とは重症僧帽弁狭窄症と人工弁置換術後のことを示し，適応範囲が幅広くなっているのが現状である．

現在は，ワーファリン®のほかに4種類のDOACが心房細動患者に対する塞栓症予防に処方可能である．それぞれの薬には世の中に出てくる前に大規模臨床試験を行い，その有効性が示された．しかし，大規模臨床試験後にCHADS2スコアよりもきめ細やかなCHA2DS2-VAScスコアによる脳卒中発症リスク評価が発表されたり，重大な出血リスクを評価するべくHAS-BLEDスコアというものが提唱されたりするようになった．

薬剤の特徴もさることながら，日々変わるリスク評価に関しても目を向けなければならない．評価方法次第で，どのDOACに分があるか変わる可能性もあり，今後の実臨床での経験の蓄積がとても重要になってくる．すべてのDOACがワーファリン®に追いつけ追い越せと鎬（しのぎ）を削ってきたが，使いかた次第ではまだまだワーファリン®は有用な薬であることを最後に付け加えたい．

引用・参考文献
1) Connolly SJ, et al.：Dabigatran versus warfarin in patients with atrial fibrillation. N Engl J Med, 361（12）：1139-1151, 2009.
2) Patel MR, et al.：Rivaroxaban versus warfarin in nonvalvular atrial fibrillation. N Engl J Med, 365（10）：883-891, 2011.
3) Granger CB, et al.：Apixaban versus warfarin in patients with atrial fibrillation. N Engl J Med, 365（11）：981-992, 2011.
4) Miller CS, et al.：Meta-analysis of efficacy and safety of new oral anticoagulants (dabigatran, rivaroxaban, apixaban) versus warfarin in patients with atrial fibrillation. Am J Cardiol, 110（3）：453-460, 2012.
5) 合同研究班参加学会（日本循環器学会，日本心臓病学会，日本心電学会，日本不整脈学会）：循環器病の診断と治療に関するガイドライン（2012年度合同研究班報告）心房細動治療（薬物）ガイドライン（2013年改訂版）．http://www.j-circ.or.jp/guideline/pdf/JCS2013_inoue_h.pdf（2017年8月閲覧）
6) Giugliano RP, et al.：Edoxaban versus warfarin in patients with atrial fibrillation. N Engl J Med, 369（22）：2093-2104, 2013.

Part 4

日々の管理で知りたい！

心臓リハビリテーションには
効果はあるの？

1 心臓リハビリテーションには効果はあるの？

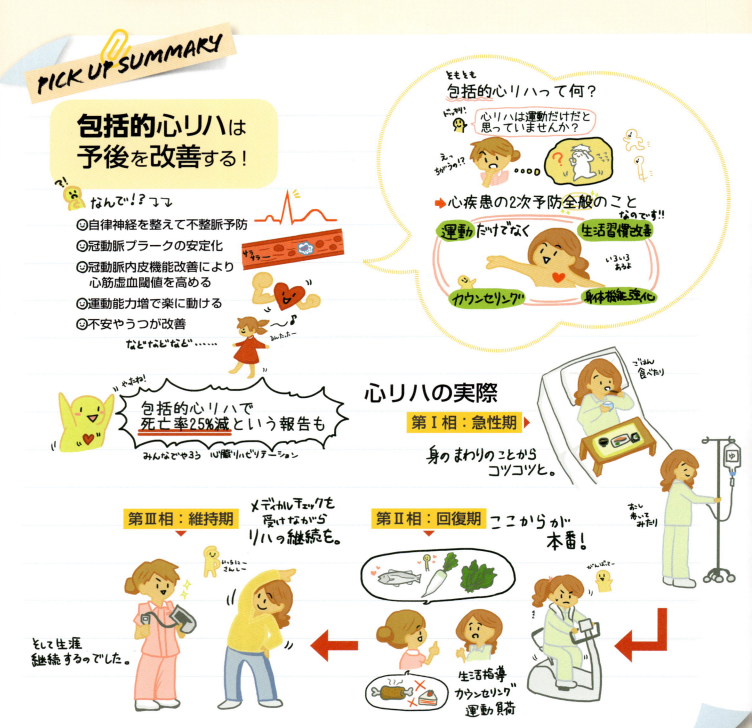

心臓リハビリテーション(以下，心リハ)と聞くと，何やらむずかしいとか，堅苦しいと考えがちで，身構えてしまう人も出てくるかもしれない．むずかしく考えないためにはどうすればよいか？

疾患に対しては急性期治療と慢性期治療があるように，心疾患については緊急で行うカテーテル治療などの終了後は，残っているのは2次予防である．「心疾患2次予防全般」が，「心リハそのもの」である．

ここでは，本書の最後の項目として，心リハに関してやさしく全般的に解説する．

心リハの定義

心リハとは，日本心臓リハビリテーション学会ステートメントに記載されているとおり，「心血管疾患患者の身体的・心理的・社会的・職業的状態を改善し，基礎にある動脈硬化や心不全の病態の進行を抑制あるいは軽減し，再発・再入院・死亡を減少させ，快適で活動的な生活を実現することを目指して，個々の患者の"医学的評価・運動処方に基づく運動療法・冠危険因子是正・患者教育およびカウンセリング・最適薬物治療"を多職種チームが協調して実践する長期にわたる多面的・包括的プログラム」のことである．

図1のように，急性期治療と対をなすが，対等な立場にあり重要な多面的要素を含んでいる．

図1　心疾患2次予防全般が心リハそのもの

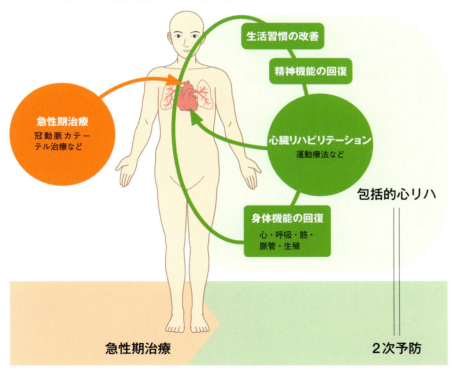

心リハを行う目的

1.　生活の質や予後の改善

かつての心臓病治療の原則は絶対安静であり，ひとたび心臓病に陥ると廃用性筋萎縮により歩けなくなっていた．

このように長期安静臥床に伴うデコンディショニング*是正が大きな目的であったが，心臓病の治療が変わるなかで，包括的心リハは"生活の質や予後を改善させる"ことが明らかになってきた．

2.　心リハのエビデンス

運動療法単独でも約15％の死亡率低下効果が認められるが，包括的心リハでは3年で約25％も死亡率が減少すると報告され，これは一般的心臓病治療薬のもつ効果とほぼ同等である[1)2)]．

Wittらは心筋梗塞患者に対する包括

POINT
- 「心疾患の2次予防全般＝心リハ」と大きくとらえる
- 運動療法だけが心リハではない．患者教育やカウンセリング，治療も含めてすべて心リハ！（包括的心リハ）

＊デコンディショニング：身体的脱調節．身体が本来備えているさまざまな調節機能の低下．

Part 4　日々の管理で知りたい！

的心リハの効果は，その後の死亡を半分以上抑えることを明らかにした（図2）[3].

その理由としては，「β遮断薬同様，運動療法により交感神経活動の抑制と副交感神経活動を活性化することで，心室性不整脈が発生しづらくなり，突然死予防につながる[4]」「さまざまな冠危険因子の是正により，冠動脈プラークの安定化が得られ，プラーク破綻を防ぐことができる[5]」「冠動脈内皮機能の改善から冠予備能を高め，心筋虚血閾値（心筋虚血の症状・所見が出る境目）を高める[6]」といった理由が考えられる.

3. そのほかの心リハの効果

そのほか，心リハの持つ効果として以下のことが挙げられる.
① 運動能力が増加して，楽に動けるようになる
② 狭心症や心不全の症状が和らぐ
③ 不安やうつ状態が改善し，快適な社会生活を送ることができる
④ 動脈硬化危険因子（脂質異常症，高血圧，糖尿病，肥満）が改善する
⑤ 血管拡張能や自律神経の働きが改善

し，血栓ができにくくなる

心リハの対象となる疾患

1. 心リハの適合疾患

当初は急性心筋梗塞のみ保険適用が認められたが，現在では下記に示すとおりの適合疾患がある.
① 虚血性心疾患：急性心筋梗塞後，安定狭心症（バイパスを含めた治療前後）
② 心不全：EF（駆出率）の低下した，もしくは保たれた心不全，移植前後
③ 開心術後：バイパス術後，弁膜症術後
④ 大血管疾患：解離性大動脈瘤，大動脈解離，大血管術後
⑤ 末梢動脈閉塞疾患：閉塞性動脈硬化症など（→虚血による跛行例には運動療法が第一選択）

2. 心リハの変遷

図3に，心リハの変遷を示す.
2008年以降，心不全患者のリハビリ

が主流となっており，逆に心筋梗塞後のリハ患者が減っている現状である．冠動脈カテーテル治療の進歩により，早期退院が可能となっているが，狭心症患者の2次予防の観点からは心リハ導入は大変意義深いものと思われる．理想と現実の世界の狭間で模索しているところである．

臓器移植法が改正されて以来，国内での心臓移植も増加傾向であり，人工心臓植え込み前後の重症心不全管理を含む心リハは，移植施行施設では積極的に行われており，今後も欠くことのできない領域である．

3. 未曾有の超高齢社会に向けて

しかしながら，最も注意しておかなければならないのは，来るべき未曾有の超高齢社会である．

認知症や併存する整形疾患など，さまざまな理由で心リハに参加できない心疾患患者が著しく増加するのは必至であり，心リハのあり方を問われるであろう．これには学会主導ではなく，国を挙げた戦略が急務である．

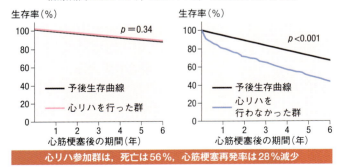

図2　心筋梗塞患者に対する包括的心リハの効果
（ミネソタ州オルムステッド郡）

1,821人の心筋梗塞患者において心リハ参加の有無で予後を比較（観察期間6.6±4.6年，死亡774例，心筋梗塞再発493例）

心リハ参加群は，死亡は56%，心筋梗塞再発率は28%減少

Witt BJ, et al.：Cardiac rehabilitation after myocardial infarction in the community. J Am Coll Cardiol, 44（5）：988-996, 2004. より引用

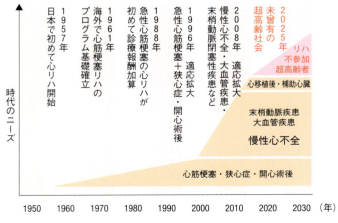

図3　心臓リハビリテーションの変遷

EF：ejection fraction，駆出率

表1　心リハの区分

区分	第Ⅰ相	第Ⅱ相		第Ⅲ相
時期	急性期	前期回復期	後期回復期	維持期
場所	ICU/CCU	一般循環器病棟	外来・通院リハ	地域の運動施設
目的	日常生活への復帰	社会生活への復帰	社会生活へ復帰 新しい生活習慣	快適な生活 再発予防
主な内容	機能評価 療養計画 床上理学療法 坐位・立位負荷 30～100m歩行試験	病態・機能評価 精神・心理評価 リハの重要性啓発 運動負荷試験 運動処方 生活一般・食事・服薬指導 カウンセリング 社会的不利への対応法 復職支援	病態・機能評価 精神・心理評価 運動負荷試験 運動処方 運動療法 生活一般・食事・服薬指導 集団療法 カウンセリング 冠危険因子是正	よりよい生活習慣の維持 冠危険因子是正 運動処方 運動療法 集団療法

心リハの実際

1. 心リハの3相

　心リハ期間は大きく分けて3相からなる.

　急性心筋梗塞患者におけるリハビリを想像するとわかりやすいが, 入院早期に集中治療室で行う心リハを第Ⅰ相, 入院中に一般病棟内で行い, 退院後も行う回復期リハを第Ⅱ相, 第Ⅱ相終了後の維持期リハが第Ⅲ相である(表1).

2. 第Ⅰ相：急性期

　第Ⅰ相の心リハは, 食事・排泄などの身の回りのことを安全に行うことができるようにし, 早期から2次予防に向けた教育を開始する. 短距離歩行試験がクリアできれば一般病棟へ移り, 次のステップへ進む.

3. 第Ⅱ相：前期回復期・後期回復期

　第Ⅱ相は前期と後期に分かれ, 前期では良好な身体的・精神的状態をもって職場や社会への復帰が目的であり, そのために以下の①～④を行うことが理想的である.

①運動負荷試験による予後リスク評価
②運動処方に基づく積極的な運動療法
③生活習慣改善を含む2次予防教育
④復職・心理カウンセリングなどを包括的かつ体系的に実施

　ただし, 治療法の進歩により入院期間が短縮され, できないこともある.

　第Ⅱ相後期は, 退院後の外来通院リハが主となる. 2週間ごとの通院時に禁煙や食事を含めた生活指導を行い, 包括的な教育プログラムを行う. 個人に合わせた運動療法プログラムに則り, 適宜, 運動負荷試験を行い, 運動処方の再発行や効果判定, 予後判定を行う.

　基本的には心リハ開始後150日で保険診療は終了し, 第Ⅲ相に移行する.

4. 第Ⅲ相：維持期

　第Ⅲ相は, 維持期の心リハとして一生涯必要となる. 地域に心リハに理解のある運動施設があれば, メディカルチェックを受けながらのリハを継続できる.

　ドイツでは地域の運動療法グループが存在し, 参加することで生涯継続できる. わが国では医療法人に併設する疾病予防施設や医療機関と連携のとれた運動施設で試みることができるが, 施設数は多くない. 長期間続けられるような動機づけも重要となる.

運動療法について

1. 「運動処方」という概念

　心リハと運動療法は同意義ではなく, 心リハの中の重要な部分を請け負っているのが運動による治療介入で

図4 心肺運動負荷試験とVO₂, VCO₂の測定

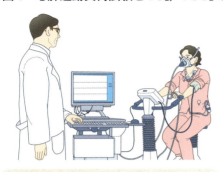

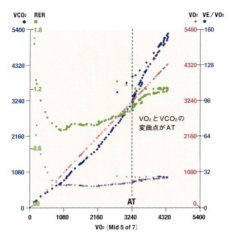

VO₂とVCO₂の変曲点がAT

AT：嫌気性代謝閾値，VO₂：酸素摂取量，VCO₂：二酸化炭素排出量，VE：換気当量，RER：ガス交換比（Rと表現されることもある）

POINT

- 心肺運動負荷試験によりVO₂（酸素摂取量），VCO₂（二酸化炭素排出量）などを測定し，AT（嫌気性代謝閾値）を求める
- ATを知ることで，どのくらいの強さまで運動してよいか，運動強度の目安がわかる

図5 ガス・エネルギー交換

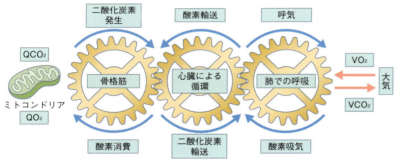

二酸化炭素発生　酸素輸送　呼気

QCO₂　QO₂　ミトコンドリア

骨格筋　心臓による循環　肺での呼吸

VO₂　大気　VCO₂

酸素消費　二酸化炭素輸送　酸素吸気

POINT

- 酸素の歯車が無理なく回っている状態→有酸素運動でまかなえている
- 酸素の歯車だけでは足りず，体内のエネルギーを分解しなければならない→有酸素運動ではまかなえない．その直前の値がAT（嫌気性代謝閾値）

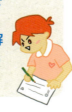

ある．日常臨床で患者に「運動しなさい」とよく口にするが，「では，どの程度の運動をすればよいのですか」と聞き返されることがしばしばである．

この質問に対して答えられるように覚えておくべきこととして，"運動処方"という概念がある．薬であれば1回何mgを1日何回で，何日分，というように処方される．運動も同様に「種類」「強度」「時間」を考えて，どのような運動を，どのくらいの強さで1日何分，何週間，というように運動内容を示せば，運動処方箋として成立する．

2. 心肺運動負荷試験でわかること

運動処方を行うために，理想的な検査が心肺運動負荷試験である（図4）．被験者にマスクが装着されているが，これを通して体内に取り込んだ酸素量（VO₂）と排出された二酸化炭素量（VCO₂）が測定される．

VO₂は心拍出量を反映しているといわれ，非侵襲的に心臓や全身の機能を把握することができる．漸増的に症候限界まで運動を行い，そのときに得られる指標から嫌気性代謝閾値（AT）や最高酸素摂取量を求め，的確な運動処方を行う．

3. 有酸素運動とAT

嫌気性代謝閾値（AT）とは，"有機的代謝に無機的代謝が加わる直前の運動強度もしくは酸素摂取量"のことである．

ヒトのエネルギーの源はミトコンドリアで作られるアデノシン三リン酸（ATP）であるが，これが作られるためには体内に取り込まれた酸素を図5のような歯車に乗せていかなければならない．ATまでの運動強度であれば，この歯車は無理なく回り，取り込まれた酸素量と同等の二酸化炭素が排出される，いわゆる有酸素運動（aerobic exercise）である．

しかし，より強い運動を行う場合，呼吸で取り込んだ酸素からだけでは

AT：anaerobic threshold，嫌気性代謝閾値

ATP産生が間に合わず，もともと体内にあるエネルギー源を分解してATPを作るため，二酸化炭素発生量が増えるようになる．強い運動をした後に経験する筋肉痛は，より多くのATP産生のためにさまざまなエネルギー源を動員した結果であり，これは有酸素運動を超えた証拠である．

4. レジスタンストレーニングとは

　心リハにおける運動療法では有酸素的なトレーニングが理想的と考えられてきたが，一部無酸素運動の要素も兼ね備えたレジスタンストレーニング（抵抗性運動）の有効性が1990年代より唱えられている．抵抗過重をかけて行うトレーニングで，ダンベルを持ち上げたり，ゴム紐を引っぱる運動などが該当する．

　もちろん，持てる力をフルに使った筋力トレーニングが推奨されているわけではなく，最大運動強度の約半分で繰り返すことがより効果的である．

5. 組み合わせて行うことが重要

　有酸素運動とレジスタンストレーニングの効果の差異でわかっていることを表2にまとめる．筋力アップにはレジスタンストレーニング，運動耐容能改善には有酸素運動が効果的である．どちらも大切な運動項目なので，組み合わせることが重要である．

　理想的な運動処方を行うためには前述の詳細な測定が必要となる．しかし，どこの施設でも当たり前のように測定できるものばかりではなく，もっと簡便に運動強度が設定できれば理想的である．今後は簡便な指標で安全な運動療法の継続ができることが望ましい．

表2　有酸素運動とレジスタンストレーニングの効果の差異

評価項目	指　標	有酸素運動	レジスタンストレーニング
体組成	骨塩量	↑↑	↑↑
	脂肪量	↓↓	↑
	除脂肪体重	→	↑↑
	筋力	→	↑↑↑
糖代謝	インスリン反応性	↓↓	↓↓
	インスリン基礎分泌	↓	↓
	インスリン感受性	↑↑	↑↑
脂質	HDL	↑→	↑→
	LDL	↓→	↓→
安静時	心拍数	↓↓	→
	一回拍出量	↑↑	→
	基礎代謝	↑	↑↑
	収縮期血圧	↓→	↓→
	拡張期血圧	↓→	↓→
運動	最大酸素摂取量	↑↑↑	↑→
	運動時間	↑↑↑	↑↑

↑：増加（上昇），↓：減少（下降），→：変化なし（横ばい）

＊

　心リハに関するデータは心血管リスクを減少させ，適切な運動は安全かつ有益であることが広く証明されている．薬剤を要さない点からも，安価で長期継続可能な治療介入である．

　介入できるポイントは医師，看護師，理学療法士など多職種にわたり，積極的に誰でも患者にかかわれるのが心リハの魅力である．1人でも多くの読者の理解と現場での実践を願ってやまない．

引用・参考文献
1) Oldridge NB, et al. : Cardiac rehabilitation after myocardial infarction. Combined experience of randomized clinical trials. JAMA, 260(7) : 945-950, 1988.
2) O'Connor GT, et al. : An overview of randomized trials of rehabilitation with exercise after myocardial infarction. Circulation, 80(2) : 234-244, 1989.
3) Witt BJ, et al. : Cardiac rehabilitation after myocardial infarction in the community. J Am Coll Cardiol, 44(5) : 988-996, 2004.
4) Iellamo F, et al. : Effects of a residential exercise training on baroreflex sensitivity and heart rate variability in patients with coronary artery disease : A randomized, controlled study. Circulation, 102(21) : 2588-2592, 2000.
5) Wenger NK, etal. : Cardiac rehabilitation as secondary prevention. Agency for Health Care Policy and Research and National Heart, Lung, and Blood Institute. Clin Pract Guidel Quick Ref Guide Clin, (17) : 1-23, 1995.
6) Schuler G, et al. : Myocardial perfusion and regression of coronary artery disease in patients on a regimen of intensive physical exercise and low fat diet. J Am Coll Cardiol, 19(1) : 34-42, 1992.

Part4 日々の管理で知りたい！

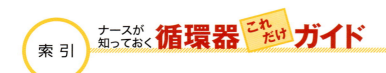
数字・欧文

12 誘導心電図	30
1 度房室ブロック	46
24 時間血圧計	129
2 次性高血圧	129
3 度房室ブロック	47
ABE	55
ABPM	129
ACE 阻害薬	131
ACS	33
AHA/ACC ステージ分類	12
AHI	83
AH ブロック	46
ARB	131
ASH	58
BPA	78
Ca 拮抗薬	130
CHADS$_2$ スコア	41
CK-MB	35
CO	12, 98
CPAP	84
CR	16
CRT	16, 125
CRT-D	125
CS	12
CSA	86
CTEPH	78
DCM	61
DDD	124
D-HCM	58
diastolic augmentation	112
DOAC	42, 135
dyssynchrony	125
ECMO	114
ECPR	114
Fick 法	107
Forrester 分類	12, 101
Frank-Starling の法則	14
HCM	57
HOCM	58
HR	98
HV ブロック	47
IABP	16, 112
IE	51
isthmus	41
Killip 分類	12, 35
Mobitz II 型 2 度房室ブロック	47
NASPE/BPEG Generic コード	121
NIPPV	16
Nohria-Stevenson の分類	14
NT-proBNP	62
NYHA 分類	12
OSA	84
PAH	73
PCI	31, 90
PCPS	17, 114
PCPS のウィーニング	116
PM	119
PSG	82
PVI	41
RAAS	127
SAS	81
spade shape	58
ST-T 変化	58
SV	98
systolic unloading	113
twiching	121
VAD	92, 117
VAS	17

VDD 123
VF 36
VT 36
VVI 123
Wenchkebach 型 2 度房室ブロック 46

● え
エリキュース 137
嚥下障害 67

● お
オーバーセンス 125

あ行

● あ
亜急性細菌性心内膜炎 55
圧計測 109
圧負荷 102
アンダーセンス 125
安定狭心症 28
安定プラーク 28

● い
息切れ 67
イグザレルト 136
異常Q波 58
一時的ペースメーカ 48, 119
一回拍出量 98
インフレーション 113

● う
植込型 92
植え込み型ペースメーカ 48, 119
右心カテーテル 107
右心室リード 125
うっ血性心不全 100
運動処方 144
運動負荷心エコー 60

か行

● か
解離性瘤 66
拡張型心筋症 61
拡張相肥大型心筋症 58
仮性瘤 66
下腿浮腫 62
家庭血圧 128
カテーテルアブレーション 41
仮面高血圧 129
カラードプラ法 22
カルシウム拮抗薬 70
カルディオバージョン 40
冠血流量増加 112
感染性心内膜炎 51, 91
冠動脈CT 30, 108
冠動脈MRA 109
冠動脈狭窄 27
冠動脈形成術 90
冠動脈造影 30
顔面浮腫 67
冠攣縮性狭心症 27

● き
急性冠症候群 33
急性細菌性心内膜炎 55

急性心筋梗塞 ……………………………… 90
急性心不全 ……………………………… 11
急性大動脈解離 ……………………………… 91
狭窄症 ……………………………… 19
狭心症 ……………………………… 27
胸痛 ……………………………… 34
虚血 ……………………………… 27
鋸歯状波 ……………………………… 38
巨大陰性 T 波 ……………………………… 58
禁煙 ……………………………… 70
筋攣縮 ……………………………… 121

● く
クリニカルシナリオ ……………………………… 12
クレアチンキナーゼ ……………………………… 35
クレアチンキナーゼ MB 分画 ……………………………… 35

● け
経胸壁心エコー ……………………………… 52
経食道心エコー ……………………………… 53
経皮的冠動脈形成術 ……………………………… 31
経皮的心肺補助装置 ……………………… 17, 114
経皮的肺動脈拡張術 ……………………………… 78
経皮的ペーシング ……………………………… 119
劇症型心筋炎 ……………………………… 92
血圧 ……………………………… 97
血液分布異常性ショック ……………………………… 89
血管内超音波 ……………………………… 109
血管の攣縮（スパスム） ……………………………… 27
結合組織病に伴う肺高血圧症 ……………………………… 78
血痰 ……………………………… 67
嫌気性代謝閾値 ……………………………… 144

● こ
降圧薬 ……………………………… 127

抗凝固療法 ……………………………… 41
拘束型心筋症 ……………………………… 57
後負荷 ……………………………… 97
後負荷を減らす ……………………………… 100
呼吸 ECMO ……………………………… 114
呼吸困難 ……………………………… 67

さ行

● さ
細菌集簇 ……………………………… 51
最高酸素摂取量 ……………………………… 144
左心カテーテル ……………………………… 108
左心室リード ……………………………… 125
嗄声 ……………………………… 67
サルコメアタンパク ……………………………… 61
酸素飽和度 ……………………………… 107

● し
刺激伝導路 ……………………………… 45
自己肺の酸素化能 ……………………………… 115
持続式陽圧呼吸療法 ……………………………… 84
実測シャント率 ……………………………… 107
ジャドキンス ……………………………… 108
終夜睡眠ポリグラフ ……………………………… 82
粥腫 ……………………………… 27
授乳期の降圧薬 ……………………………… 134
循環 ECMO ……………………………… 114
循環血液量減少性ショック ……………………………… 89
ショック ……………………………… 89
ショックの 5P ……………………………… 90
徐脈性不整脈 ……………………………… 45
心移植 ……………………………… 17
心外閉塞・拘束性ショック ……………………………… 89

心外膜炎 ……………………………………… 92
新規経口抗凝固薬 ……………………………… 135
心筋壊死 ………………………………………… 33
心筋梗塞 ………………………………………… 33
心筋再生医療 …………………………………… 64
心筋症 ……………………………………… 57, 92
心筋焼灼術 ……………………………………… 41
心筋シンチグラフィ …………………………… 30
心筋生検 ……………………………………… 110
心筋トロポニン ………………………………… 35
心原性ショック ………………………………… 89
人工血管置換術 ………………………………… 70
心雑音 …………………………………………… 52
心疾患 2 次予防全般 ………………………… 141
心室筋 …………………………………………… 45
心室細動 ………………………………………… 36
心室再同期療法 ……………………………… 125
心室中部閉塞性心筋症 ………………………… 58
心室頻拍 ………………………………………… 36
心室補助装置 …………………………………… 17
真性瘤 …………………………………………… 66
心尖部肥大型心筋症 …………………………… 58
心臓カテーテル検査 ………………………… 105
心臓再同期療法 ………………………………… 16
心臓弁膜症 ……………………………………… 19
心臓リハビリテーション ………………… 16, 141
心肺移植 ………………………………………… 79
心肺運動負荷試験 …………………………… 144
心拍出量 …………………………………… 12, 98
心拍数 …………………………………………… 98
心不全 ……………………………………… 11, 99
心房細動 ………………………………………… 38
心房粗動 ………………………………………… 38
心房リード …………………………………… 125

● す
睡眠時無呼吸症候群 …………………………… 81
スクリューリード …………………………… 121
ステントグラフト ……………………………… 70
スワン・ガンツカテーテル …………… 90, 101, 107

● せ
セルジンガー法 ……………………………… 106
センシング不全 ……………………………… 125
前負荷 …………………………………………… 97
前負荷の増加 ………………………………… 100

● そ
僧帽弁狭窄症 …………………………………… 19
僧帽弁閉鎖不全症 ……………………………… 22

た行

● た
体外設置型 ……………………………………… 92
体重測定や尿量測定 ………………………… 101
大動脈内バルーンパンピング ………… 16, 112
大動脈弁狭窄症 ………………………………… 23
大動脈弁閉鎖不全症 …………………………… 24
大動脈瘤 ………………………………………… 66
タインドリード ……………………………… 121

● ち
チェーン・ストークス呼吸 …………………… 86
中枢性睡眠時無呼吸 …………………………… 86
直接作用型経口抗凝固薬 ……………… 42, 135
治療抵抗性高血圧 …………………………… 134

● て

抵抗性運動 …………………………………… 145
デコンディショニング …………………………… 141
デフレーション ……………………………………… 113
電気生理学検査 …………………………………… 108
電気的除細動 ………………………………………… 40

● と

洞調律 ………………………………………………… 45
ドーミング …………………………………………… 19

な行

● な

難治性高血圧 ……………………………………… 134

● に

ニース分類 …………………………………………… 73

● の

嚢状瘤 ………………………………………………… 66

は行

● は

肺移植 ………………………………………………… 78
肺血栓塞栓症 ………………………………………… 92
肺高血圧 ……………………………………………… 73
肺静脈隔離術 ………………………………………… 41
肺体血流比 ………………………………………… 107
バイタルサイン ……………………………………… 90
肺動脈性肺高血圧 …………………………………… 73
白衣高血圧 ………………………………………… 129

抜歯 …………………………………………………… 51
発熱 …………………………………………………… 52

● ひ

光干渉断層法 ……………………………………… 109
非侵襲的陽圧呼吸 …………………………………… 16
肥大型心筋症 ………………………………………… 57
非対称性中隔肥厚 …………………………………… 58
ピッグテールカテーテル ……………………… 109
非同期 ……………………………………………… 125
非ビタミンK阻害経口抗凝固薬 ………………… 135

● ふ

不安定狭心症 …………………………………… 28, 33
不安定プラーク ……………………………………… 28
腹満感 ………………………………………………… 67
浮腫の改善 ………………………………………… 100
不整脈 ………………………………………………… 91
不整脈原性右室心筋症 ……………………………… 57
プラーク ……………………………………………… 28
プラザキサ ………………………………………… 135
フランク・スターリングの法則 …………… 98, 101

● へ

平均大動脈圧の維持 ……………………………… 112
閉鎖不全症 …………………………………………… 19
閉塞性睡眠時無呼吸 ………………………………… 84
閉塞性肥大型心筋症 ………………………………… 58
ペーシング不全 …………………………………… 125
ペースメーカ ……………………………………… 119
β遮断薬 ………………………………………… 70, 132
弁膜症 ………………………………………………… 19

● ほ

包括的心リハ ……………………………………… 141

房室結節 ……………………………………………… 45
房室ブロック ……………………………………… 45
紡錘状瘤 …………………………………………… 66
補助人工心臓 ………………………………… 92, 117
ホルター心電図 ………………………………… 30
本態性高血圧 …………………………………… 129

ま行

● ま
末梢血管抵抗 …………………………………… 97
慢性血栓塞栓性肺高血圧症 …………………… 78
慢性心不全 ………………………………… 11, 100

● む
無呼吸 ……………………………………………… 81
無呼吸低呼吸指数 ……………………………… 82
無痛性心筋梗塞 ………………………………… 35

● め
免疫吸着療法 …………………………………… 64

や行

● ゆ
有酸素運動 ……………………………………… 144
疣腫 ……………………………………………… 19, 51

● よ
容量負荷 ………………………………………… 102

ら行

● り
リードレスペースメーカ ……………………… 49
リエントリー性不整脈 ………………………… 38
リクシアナ ……………………………………… 136
リズムコントロール …………………………… 38
利尿薬 …………………………………………… 132
両心室ペーシング ……………………………… 125

● れ
レートコントロール …………………………… 38
レジスタンストレーニング …………………… 145
レニン - アンジオテンシン - アルドステロン系 … 127
連続波ドプラ法 ………………………………… 23

● ろ
労作性狭心症 …………………………………… 30

わ行

● わ
ワーファリン …………………………………… 135

ナースが知っておく 循環器 "これだけ" ガイド

2017 年 10 月 5 日	初版　第 1 刷発行
2020 年 4 月 13 日	初版　第 3 刷発行

著　者	明石　嘉浩
発行人	影山　博之
編集人	小袋　朋子
発行所	株式会社 学研メディカル秀潤社 〒 141-8414 東京都品川区西五反田 2-11-8
発売元	株式会社 学研プラス 〒 141-8415 東京都品川区西五反田 2-11-8
印刷製本	共同印刷株式会社

この本に関する各種お問い合わせ先
【電話の場合】
● 編集内容については Tel 03-6431-1231（編集部）
● 在庫については Tel 03-6431-1234（営業部）
● 不良品（落丁，乱丁）については Tel 0570-000577
　学研業務センター
　〒 354-0045　埼玉県入間郡三芳町上富 279-1
● 上記以外のお問い合わせは 学研グループ総合案内 0570-056-710（ナビダイヤル）
【文書の場合】
● 〒 141-8418　東京都品川区西五反田 2-11-8
　　　学研お客様センター『ナースが知っておく 循環器 "これだけ" ガイド』係

　　本書に記載されている内容は，出版時の最新情報に基づくとともに，臨床例をもとに正
確かつ普遍化すべく，著者，編者，監修者，編集委員ならびに出版社それぞれが最善の努
力をしております. しかし，本書の記載内容によりトラブルや損害，不測の事故等が生じ
た場合，著者，編者，監修者，編集委員ならびに出版社は，その責を負いかねます.
　　また，本書に記載されている医薬品や機器等の使用にあたっては，常に最新の各々の添
付文書や取り扱い説明書を参照のうえ，適応や使用方法等をご確認ください.

株式会社 学研メディカル秀潤社